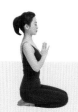

{ 鬆開緊繃的身體，釋放鬱積的情緒 }

情緒排毒

50組呼吸 ──伸展── 練習

疏通人體七大部位 ，找回 自信心 、 安全感 、 行動力

王羽暄
身心療癒瑜伽師

著

從伸展中找到自我覺醒

　　瑜伽不只是呼吸與放鬆，它是「覺醒」，成為「至上意識」的法門之一，瑜伽所有門派及其所有教導都必須指出這個方向，如果不是，那所謂的瑜伽也只是掛上瑜伽的名，拉拉筋、伸展伸展身體的運動而已。

　　當今兩岸瑜伽老師多如天上繁星，為了生存與生活，招生拼價格、出花招、搞噱頭者眾。取巧、神祕、搞門派、掛羊頭賣狗肉、譁眾取寵，種種不一而足的「瑜伽現象」充斥大街小巷。有設備豪華的大店，也有主婦兼差的家庭教學，也有走唱賣藝式的流浪「師」，大部份連什麼是「瑜伽」都不知道的「師」，其中還不乏「名師」之輩，名師很有「名」，但名師不一定明白瑜伽真實義，不一定親證。

　　「明師」不出久矣！「明師」不一定是財團商業利益捧出來的名人，不一定是影視、文字、網路媒體高度曝光的「大師」！「明師」擁有自信，高度自我要求，對課程有很深的體會與實證，對所講「身體力行」。明師不在乎名，明師自己付出很高學費不斷修練，明師本身必然是高徒。明師不在乎你要不要學習，一旦入門學習，她嚴謹，你要完全配合，你不配合會趕你出門，你要退學她不退費！她只知道她要教出高徒，不在意自己是不是「名師」，明師完全不在乎你心目中的她！

可惜！現在這種「師」很少！現在有的只剩下商業利益的老師，不敢要求學員的老師，害怕沒有學員的老師，想盡辦法招生搞噱頭、做廣告、演文字的老師，要弄來各種學經歷、用結業證書來招生的老師！他們不是用自己的真實體悟來教導，他們只是知識傳播者，如果是這樣，我們只需要網路，不需要「人師」。

　　我看羽暄老師就是「明師」。她有明師的風範，謙虛、好學、精進。她教的瑜伽是「覺醒」，從身心的覺知開始教導練習，她深具德行與耐性，鉅細靡遺，能說、能寫、能教，說出她的體悟，寫出她的親證，尤其她深知如何教導運用體位與操練輔助學員進入「覺醒之路」。她不需求高高在上的名，不汲汲營營於利，務實、平凡，像臨居的小美女，只看頭銜的學員無緣她的法門，沒有耐心的學員學不到她的精髓，不依法練習的學員無法融入她的親證與體悟。羽暄老師的教導值是「明師」。

光之靈　邱徵毅

Junyih

學會不被負面情緒牽引的生活

　　瑜伽，不是一種運動，而是關乎怎麼面對自己的身體與心靈。瑜伽，是連結、是呼吸、是身心靈的合一。「身」是身體，「心」是意識，「靈」是靈性本我。

　　瑜伽，是一種透過身體，讓心寧靜的安住，連結靈性本我（至上意識）的方法。連結呼吸與心結盟，目的是為了看清原本的真面目。只要回到自己身上，所有的答案都有，只要安靜下來，放鬆、呼吸、回到身體，答案就會浮現。十年回顧，一路以來，我一直在尋找著那身心合一的可能……。

　　「皮拉提斯」奠定我對身體結構的扎實根基；「芳香療法」讓我發現身體與心靈間那微妙的連結；而「瑜伽」為我開啟了這扇通往內在的大門。這是一趟透過身體回歸自己，連結靈性本我的旅程，過程中，我不斷的學習，不斷地想找出那身心合一的關鍵，這所有不斷往外尋找與學習的過程，都在二〇一一年遇見「靈光學」時停止了，取而代之的是，讓我真正且更深入的進入那條通往自我內在之路。

　　心靈的本質原本就屬於清明、喜悅與寧靜，但是「我」所創造出來的念頭和情緒，都是讓心紛亂的主要原因，唯一能做的就是透過心的修練，讓自己安住於穩定與清明的力量中。

若沒有能力靠近與安定自己的心，上再多的心靈課程，參與多麼好的宗教信仰，也只是一種心靈安慰劑，離開那樣的空間，依然故我的生活在自己的慣性、輪迴中，感覺沒有效或被騙也只不過是遲早的事情。到頭來，就只是不斷的停留於大腦的學習，從這一間靈性商店再到下一間靈性速食店，不斷的向外求。如果不願意如實地回來面對自己，降伏自己紛亂的心，終究無法進入！

　　因為如此，這些年，我「重新」也「從心」的調整自己，一步一步踏實的往前走；這些年，我再次回歸到原點，簡單的事物重複做；這些年，我用我的生命應證人生中的每一門功課。過程中，受傷過也痛過，更徹底地毀滅過，也因為這樣，讓我願意放下一切我執，實實在在的回到自己身上，從心愛自己。

　　而那些曾經是大腦中所學的知識，透過一連串事件的淬煉，我去體驗、去應證，慢慢的都轉化成為身體的一部分，轉化成為生命的一部分，因為如此，我的生命也像毛毛蟲般的蛻變。生命很短暫，過程卻很漫長，所有人生的煩惱，都是我們自己製造出來的，所有生命的現象，都是協助我們成長最好的過程。

　　當我們願意放下大腦所有的知見，不被過去的經驗所綑綁，不被負面情緒所牽引，願意讓自己實實在在且用心活在每一個現在，願意不斷的放鬆、呼吸、回到自己的身體上。你將會發現，你的人生會開始有所不同；你將會發現，這時候的你才有能力從心愛自己。

持瑜伽心，修行在生活，才是最真實的一件事。「修」是修練你的心，「行」是付出身體的行動，所以修行其實就是在生活中修心。期許大家都能把所學、所知帶入生活裡，走出文字，進入生活。所有的分享不是為了讓大家看到我，而是希望透過我，讓大家回到自己身上、看向自己，為自己做點改變。

感謝我的恩師「光之靈」邱徵毅老師，在這條路上指引著我：

我願以這樣的光愛，陪伴著大家，

我願在這條覺醒的路上，與大家分享我的體悟，

我願成為這道光愛，與大家在喜悅中攜手同行，

我，走在我的天命之路，分享體悟、回歸自在、從心運命，

心靈的覺醒，始終來自身體覺醒，

合十，回到心，從心愛自己。

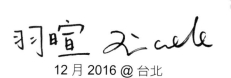

12 月 2016 @ 台北

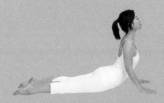

Part 1 ｜ 鬆開緊繃的身體 排情緒的毒

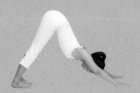

Part 2 | 開啟身體脈輪能量
的日常練習

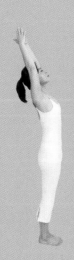

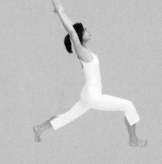

Part 3 排除毒素、調理身心 的伸展操

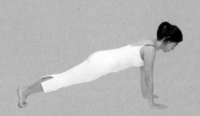

Part 4 | 找回身心平衡的實證分享

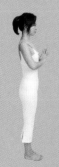

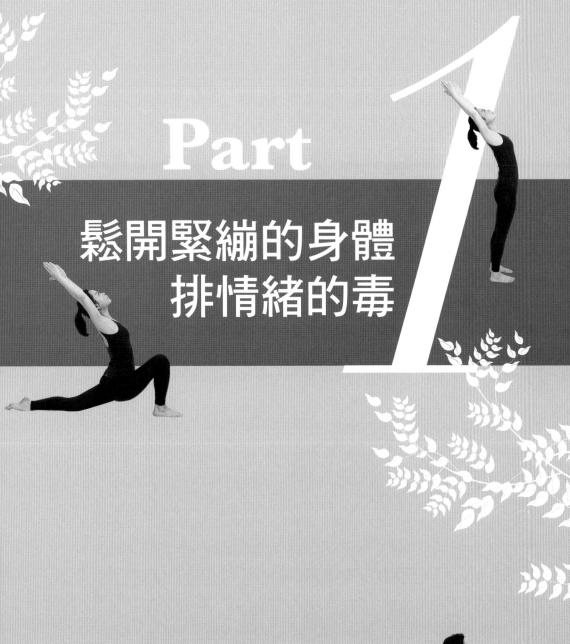

Part

鬆開緊繃的身體
排情緒的毒

1

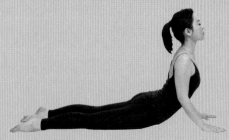

該照顧的不只身體，還有情緒

　　負面情緒是影響人體健康的重要關鍵，人體百分之八十的問題都來自於不良情緒，這些負能量的形式，都會變成有形的毒素，堵塞在我們的身體之中。

負面情緒是一種毒，累積久了就易生病

　　我們的身體擁有天然的代謝平衡系統、免疫系統、循環系統、呼吸系統等，會幫助我們將體內多餘或不需要的老舊物質與毒素帶出體外，當體內的毒素含量不高，我們的排毒系統沒有受到破壞、呈現平衡狀況時，這些進入體內的毒素會被溶解在血液或膽汁中，再由肝臟、腎臟、腸、皮膚等相應的器官負責解毒，最後通過尿液、糞便、呼吸、汗水排出體外。

　　但是如果這些排毒的器官運作不正常、也失衡了，毒素就會累積在身體裡面而無法排出體外，就容易出現即使沒生病，卻總覺得心靈很累的狀況出現。一般來說，當我們覺得身體不舒服時，會尋找對應症狀的科別，像感冒就掛家醫科或耳鼻喉科；如果心裡上覺得疲倦，我們可能什麼事都不做，或是睡一覺，期待醒來就會變好。

現在種種研究皆已經證實，身體的健康狀態與心理有著密不可分且互相影響的關係，當心理的壓力升高時，人體的免疫力會減低，進而增加細菌及病毒感染的機會。

身心的平衡運作，才是真正的健康

　　很多人會以為，「身體」和「心靈」是兩套不同的系統，各自獨立作業。我們靠吃東西、喝水、運動、睡覺等等，維持身體的運作，讓體內擁有足夠的燃料來提供我們日常的生活，同樣的，心靈也需要養分來滋養，我們每一個想法、念頭和觀念等等，都是餵養心靈的重要養分。

　　「身體」和「心靈」並非如我們想像是分別獨立運行的，其實兩者之間存在著密不可分的連結，身體是個有機體，隨時想要跟自己的內在心靈做連結，只是在忙碌的生活步調下，往往被我們忽略了。

　　身心交互影響的狀態，最容易說明的例子就是身心症。身心症可能是心理影響生理；也可能是生理出了狀況，而讓心裡不舒服。身心症可能導致的疾病很多，像是偏頭痛、氣喘、胃潰瘍等等。換個角度思考，當你頭痛時，因為身體不舒服，自然心情不會好到哪裡去；如果心情不好、情緒壓力大，心跳不由自主加快，呼吸變得短淺，也可能導致頭痛發生。

　　由此可見，身體和心靈兩大系統，不僅並存，還會共同作業。穩定的生活作息，讓身體可以正常運作；保持心靈的力量，才能支撐我們每天身心愉悅的生活。

伸展運動，具有平衡身心的力量

　　身體和心靈的連結，我們可以從運動來說明，好比跑步過後，情緒上覺得振奮舒暢；做完瑜伽練習後，感覺喜悅寧靜。為什麼越來越多人參與慢跑或瑜伽（或兩者皆有）運動，這些透過身體，進而與心靈連結的活動，目的就在於平衡我們身心的需求與渴望。

　　身、心、靈，三者都是一種能量的展現。「身」是肉體，最外顯及容易控制；「心」是意識，你可以閉上眼睛，感受思想與情緒的運行；最後，最精巧也最重要的就是「靈」，是靈性本我，是靈魂的質量，或許現在的你看不見也感覺不到，但卻真實存在於我們身體之內。身心靈的三種能量必須和諧平衡的運作，才是真正的健康。

調節身體的脈輪能量，趕走疲勞憂鬱

古印度的生命智慧──「阿育吠陀」，將身心靈的能量，沿著人體的中央軸心，分為七個脈輪（chakra，簡稱 CK），這七個脈輪是影響肉身重要的樞紐，是身體與心靈的接合點，每個脈輪都對應著不同的身心狀態，分別影響我們的情緒、神經、免疫、內分泌、循環等系統，後續我們會有更詳細的解說。

高度壓力、快速的步調，現代人身心都失衡了

現代生活充滿各種壓力與挑戰，這些外力不斷影響我們的身心能量。想像你拿出一管牙膏要擠出，但卻忘記打開蓋子，當你用力擠壓牙膏管身時，牙膏一定會從管子的其他地方被擠出來，可能是從有些破損的管身，也可能是從牙膏的底部，更可能整個爆裂開來噴得到處都是，這就如同人體面對壓力卻沒有被好好釋放的狀態（蓋著蓋子的牙膏），一定會從最脆弱的地方（某個或某些失衡的部位）被擠壓反映出來。

想像你是這條牙膏，累積著被壓抑的情緒或過度使用自己的身體，長期處在這樣身心壓力之下，沒有為自己空出時間來放鬆、好好處理內在的衝突，於是反映在身體最脆弱的地方，可能是腸胃系統、免疫

系統或是睡眠；在心靈上，變得憂鬱、暴躁或緊張，無一不開始失衡。如果這樣的壓力持續下去，壓抑久了，就很容易轉化成疾病。

明明沒生病，為什麼還是覺得累？

你有過這樣的經驗嗎？明明睡很多，但一覺起來仍覺得全身疲倦，或是醒來時腦袋昏沉，彷彿愈睡愈累。說不出自己的身體有什麼大問題，但小毛病不斷、有時這裡痠、那裡痛，而且不斷反覆發生，但去醫院檢查，也檢查不出個所以然。

如果上述狀況不斷出現甚至反覆發生，可能代表你的脈輪能量已經失衡了！舉例來說，如果生理期不順、內分泌失調，代表位於身體下腹部的「下腹輪」能量失調；如果常常覺得頭痛、頭昏腦脹，代表位於額頭中央的眉心輪出了問題，需要重新調理，找回能量的平衡。

當你覺得「內在」有些問題時，也代表著脈輪能量的失衡。舉例來說，覺得自己不被愛，常常會覺得沒有安全感，莫明的不安、焦慮，就是你的海底輪能量失衡，而且可能到達萎縮的程度；或是常常覺得有口難言，無法好好表達心中所想，則是位於頸部的喉輪能量失衡。

別忽視身體發出的警訊

我們天天使用著這個身體，卻忘了感謝它對我們的付出。身體比我們所知道的還更有智慧，因為所有維持生命延續下去的功能，都是由身體自主性的去運作，例如心跳、呼吸、消化、排泄等等。如果需要我們有意識的去控制這些功能的運作，相信我們早把自己搞到亂七八

糟了，因為我們會因為忙碌、生氣、哀傷、焦慮等等而忘了呼吸；只是胡亂的把食物吞進去肚子裡，而忘了要好好消化、分解，更別說要將食物轉換成有用養分，分配提供給全身的系統。

隨著過度的使用身體、情緒的累積，讓脈輪慢慢產生失衡的現象。所有的身心疾病都不是一天造成，多半來自長期不正常的生活習慣，日積月累而產生。不正常的生活習慣，例如環境汙染、攝取不當的食物、作息不正常、過度忙碌等，輕微的失衡時，帶來稍微的不適感，像是全身無力、偶爾便祕、頭昏、小感冒等，都是身體傳遞的訊息，提醒我們要反求諸己，這個「己」即是「自己」，正在呼救的身體與心靈。如果我們總是「已讀不回」身體傳出的訊息，慢慢的這些小問題就會累積成為疾病。

總是開心不起來？請重視心靈的疲累問題

早上起床時，想到又要面對接下來的一整天，就覺得提不起勁來；面對同事、家人，甚至是朋友，總有些想要說卻又說不出口的話，如鯁在喉，這些種種負面和無法釋放的情緒，是造成心靈疲憊最主要的原因。每當我們壓抑悲傷、憤怒、不滿等，這些負面情緒會轉換成毒素進入我們的體內，流動於肌肉和血液中，更甚者，在身心互相影響下，心靈的問題很容易導致身體的疾病。

如果能調整自己身體的脈輪能量，就能缺而補之、剩而卸之。藉由脈輪，不僅可以了解自己身心全面的狀態，進而利用對應的脈輪瑜伽動作，調整自身的能量狀態，在當中找到身心靈的平衡，這也是本書最希望帶給讀者的核心內容。

探索人體的
七大脈輪能量

關於脈輪，早在古印度的傳統醫學 VEDA 《吠陀經》裡面，就已經有了詳盡記載。每一個脈輪都透過神經、內分泌、經絡等系統，供應及儲存相對應的組織、腺體和器官的能量。

而現代醫學也發現，這幾個脈輪的位置其實相對應於人體脊柱上的主要神經叢（Plexus），是控制我們身體主要的樞紐，像是頂輪和眉心輪對應的是整個大腦區域，喉輪對應頸神經叢，心輪對應臂神經叢，臍輪對應腰神經叢，生殖輪對應薦神經叢（骶神經叢），海底輪對應尾骨神經叢。

練習平衡脈輪的能量

自古印度時期開始，瑜珈修行者便透過呼吸法、體位法、冥想唱誦，去啟動與平衡自身的脈輪能量，讓自身與宇宙的能量網絡，和諧的融合流動著。

我們已經了解身體與心靈的關係，也知道藉由脈輪瑜伽有助於平衡我們身心的能量，不過「脈輪」究竟是什麼呢？我們要如何察覺它的存在？在我們肉眼可見的身體之中，存在著一套無形的靈性系統，像是一張能量網絡，可說是生命力的源頭（即是梵文說的 Prana，在印度醫學與瑜伽裡代表著生命能量），並藉由能量通道（Nadis）傳遞到全身上下。

左脈、右脈、中脈，人體三脈的能量

身體內主要的能量通道（Nadis）有三個，稱為「三脈」，它們各自擁有不同的能量。

又稱「陰脈」、「月脈」、「月亮通道」、「水脈」、「心智脈」。位於身體的左側，自脊椎底左側螺旋蜿蜒而上到左鼻孔，再繞至右腦。左脈主要傳遞記憶、情緒等靈性層面的能量，包括掌管「願望能力」的力量。如果能量不平衡且是偏向左脈時，容易出現負面的情緒與想法。

稱「陽脈」、「日脈」、「太陽通道」、「火脈」、「物質脈」。位於身體的右側，自脊柱底右側螺旋蜿蜒而上到右鼻孔，再繞至左腦。右脈主要與肉體、物質層面較有關係，傳遞思維、理性、行動力等能量。如果能量不平衡且是偏向右脈時，容易有較強的物慾，脾氣較會高漲易怒。

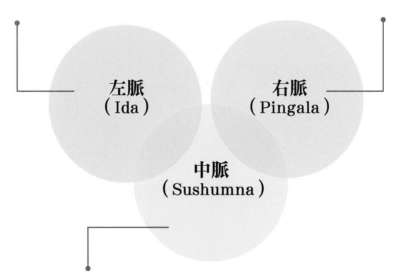

中脈在脊椎的前方，從脊椎底端，沿著脊椎前方到達頭頂。中脈又稱為喜樂之源，代表一種中庸、平衡的能量。大部分的人處於中脈未開啟的狀態，僅使用左右兩脈的能量，而且因為無法平均使用，造成不同的人格。

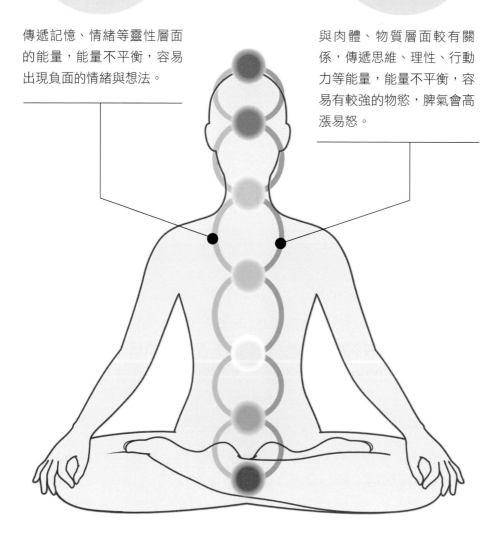

左脈
（Ida）

傳遞記憶、情緒等靈性層面的能量，能量不平衡，容易出現負面的情緒與想法。

右脈
（Pingala）

與肉體、物質層面較有關係，傳遞思維、理性、行動力等能量，能量不平衡，容易有較強的物慾，脾氣會高漲易怒。

每個人皆擁有七大脈輪能量

在城市的街道中，數條街交會的中心被稱為「路口」或「圓環」。身體主要能量通道的左脈、右脈和中脈也有交會處，而交會的地方就是「脈輪（Chakra，簡稱 CK）」。「Chakra」源自梵文，意思是「輪、圓圈、轉動輪子」，因此又稱為生命之輪，體內共計有七個脈輪，依序由下而上為：海底輪、下腹輪、上腹輪、心輪、喉輪、眉心輪、頂輪，我們後續也會一一介紹。

中脈位於身體脊椎中央，成為流經七個脈輪的能量之流。如果用河流來比喻中脈，那麼七個脈輪如同這條河流中的七個湖泊（中脈的梵文就是「湖泊」的意思）。

脈輪能量一旦失衡，就易生病

脈輪的能量，用我們更熟悉的語言來說，就是「氣」，也有人稱之為靈氣，或是氣場，與自己、周遭及世界共振，身體的七個脈輪就是氣場匯聚與發散的能量處。

現代醫學已經發現，身體的脈輪位置對應在人體脊椎上的主要神經叢，成為控制身體的樞紐。因此，每一個脈輪透過神經、內分泌等系統，有著相對應的組織、腺體和器官的能量，當然還有不同的情緒與力量。

綜合上述，脈輪關係著人體的生命現象，是我們的健康指標。當脈輪失衡（能量過度擴張或是萎縮）的時候，就會造成身體對應的器官產生問題或疾病。

透過瑜伽伸展，開啟身體的脈輪能量

為什麼脈輪的能量是身體與心靈的關鍵？因為脈輪與身心靈緊緊相連，而且脈輪的能量是可以藉由瑜伽動作、呼吸法進行調整。身體或心靈的種種疲倦，都能找到對應的脈輪，進而做緩解改善的「對應動作」。

根據瑜伽的哲學，身體是最粗糙的物質外殼，透過瑜伽能潔淨、調理我們的身心，回到生命的本質。自古印度時期開始，瑜伽師對脈輪的力量有著深入的了解，更有甚者，能確切描述每個脈輪代表的花瓣數與色相等等，並與對應的神經叢相對應。瑜伽師透過體位法（瑜伽動作）、呼吸法、冥想及唱誦等方式進行修行，以啟動與平衡自身的脈輪能量，獲得與自己、他人、宇宙萬物的和諧感。

瑜伽常強調身體中軸的平衡，看似訓練柔軟度的動作，其實是為了賦予身體彈性，因為若脊椎沒有延伸拉長，則胸廓肋骨就會往下降，無法施行深呼吸，造成身體能量無法順暢運行。因此，瑜伽的體位法常強調脊椎的延展。

瑜伽以心領息、以息領身，其最終的目的，就是帶領我們回到生命的本質，藉由平衡身體脈輪的能量，使之達到穩定而平靜的狀態。

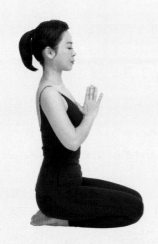

進入身體的脈輪世界

　　接下來，將逐一介紹身體的七個脈輪能量，依序由下而上，想像身體能量如同一棵大樹，七個脈輪如同樹木的生長，從紮根開始（海底輪），一路到達最上方開花結果的樹冠（頂輪）。

　　脈輪的七輪與代表色，自身體由下而上分別是：海底輪（紅色）、下腹輪（橙色）、上腹輪（黃色）、心輪（綠色）、喉輪（藍色）、眉心輪（靛色）、頂輪（紫色）。脈輪的代表色與自然界的七色彩虹顏色不謀而合，也代表著我們的體內存在著一道屬於自己的彩虹光芒。

　　關於七個脈輪的名稱翻譯有很多種，本書統一以上述的名稱為主，並一併介紹其他常見的翻譯詞彙。七個脈輪中，海底輪、下腹輪、上腹輪偏向物質與肉體的能量，稱「下三輪」；喉輪、眉心輪、頂輪屬於心靈能量，稱「上三輪」。上三輪和下三輪會交會於心輪。

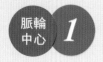 # 海底輪

建立「勇氣」與「安全感」的脈輪能量

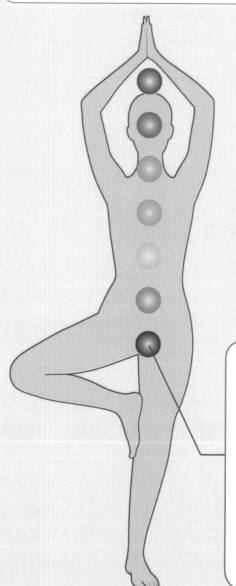

* **別稱：**第一脈輪、根輪
* **位置：**肛門、生殖器之間（會陰）
* **顏色：**溫暖的紅色
* **嗅覺共振：**雪松、肉桂、岩蘭草、檀香木、夏威夷檀香木
* **唱誦共振音：**嗚

Check!! 我的「海底輪」能量是否失衡？

□ 工作總是一個換過一個，好擔心存款不夠用。

□ 沒有歸屬感，不知哪裡才是安身立命的地方。

□ 覺得身旁的人總是對自己不滿意。

□ 容易鑽牛角尖，不知道如何跳脫。

□ 對未來感到徬徨無助，沒有力氣往前進。

□ 常常會扭到腳、跌倒，下盤沒有力氣。

海底輪是生命力與活力的象徵

　　海底輪，梵文為 Muladhara，意思是「根部的支持」，它是所有脈輪的根基，如同大樓的地基一樣有著重要的地位。位於肛門生殖器間會陰穴的上方，從坐骨神經經過薦椎神經叢往下延伸到大腿、小腿，是全身最粗的末梢神經。

　　海底輪是以雙腳做為管道，像植物的根一樣深入溫暖濕潤的大地，與來自上方象徵男性的能量，在下腹輪交會孕育生命。海底輪是生命降生的基點，是性腺的源頭，也是任脈終結的地方（會陰）。海底輪的能量讓人類得以傳承、繁衍下一代。

　　海底輪代表著生命力和活力，是滿足我們基本生存欲望的脈輪能量。海底輪接收大地之母給予的能量，往下為雙腿提供穩定的支撐力，往上則將這股穩定的能量傳送給各個脈輪當作基礎的燃料，是我們身心靈得以健康的重要基礎。海底輪能量平衡時，我們會充滿活力與安全感，更可以穩定地活在當下。

海底輪對身心的影響

　　身體的溫暖感也是來自於海底輪的能量，同時也象徵著體力和體能的狀態，手腳冰冷通常都和海底輪有關係。海底輪能量不足時，容易會有雙腿沉重無力、生活沒有安全感、莫名的感到恐懼和不安；能量過度擴張容易產生固執、抗拒改變等性格。

　　海底輪更是間接的關乎著我們所生存的環境、父母、公婆、長官與老闆的關係等等。當能量失衡的時候，身體的反應很明顯地會發生在我們的雙腿上，好比雙腿老是無力、沉重、膝蓋痛、腳踝總是容易受傷等等，所以當身體出現這些不適時，可以試著檢視自己的海底輪是否失去平衡了。

脈輪中心 2 下腹輪

> 學會愛與自信，掌管「感覺」的脈輪能量

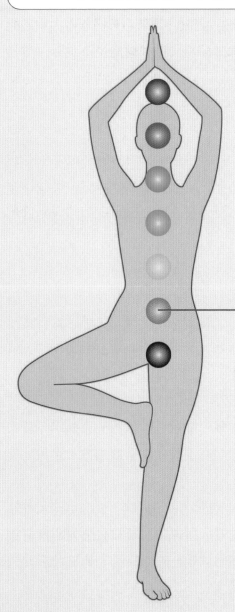

* **別稱：** 第二脈輪、性輪、臍輪
* **位置：** 尾骶骨處
* **顏色：** 和諧的橙色
* **嗅覺共振：** 快樂鼠尾草、天竺葵、伊蘭伊蘭、羅勒、檸檬草、丁香、馬鬱蘭
* **唱誦共振音：** 伊

Check!! 我的「下腹輪」能量是否失衡？

□ 身邊沒什麼要好的朋友，有心事也不知道該跟誰說。

□ 常覺得另一半不知道在忙什麼，擔心會被劈腿。

□ 每每想到以前的戀情，就會感到難過。

□ 看到同事聚在一起談笑，會覺得可能在說自己的壞話。

□ 總是動不動就會生氣暴怒，像吃了炸藥。

□ 經前症候群很嚴重，覺得憂鬱、易怒。

下腹輪影響身體的生殖系統、泌尿系統

下腹輪（梵文為 Svadhisthana），影響我們身體的生殖系統、泌尿系統、薦骨神經系統，腎上腺及性腺。值得一提的是，下腹輪的生殖能量是來自於海底輪的性能量。

生殖系統包括了女性的卵巢、子宮、陰道，男性的睪丸、前列腺、精囊、陰莖等。泌尿系統包括了腎臟、輸尿管、膀胱、尿道等，其中腎臟是泌尿系統最重要的器官，除了受下腹輪的影響之外，也和上腹輪有關係。

在生理上，腎臟主要可以影響血流量、血液組成、血壓調節及骨骼發育，並且負責部分重要代謝的功能，所以如果腎臟發生問題會引起發育異常、水腫或脫水、下背僵硬等問題。腎上腺是一個三角形的內分泌腺體，主要的功能是分泌腺體來控制身體對壓力所產生的反應。

腎上腺素如果分泌過少，那麼在緊急狀況的時候，身體自然應對危險的能力大大地降低；如果分泌過多，身心將一直處於在緊張的狀態下而無法放鬆。

下腹輪能量不足，容易帶來悲觀情緒

下腹輪是掌管我們的感覺、感受的脈輪能量，對人與事的喜歡與不喜歡、滿足或匱乏感、感恩或嫌惡等，影響著我們的情緒和情慾。這個脈輪呈現出對自我親密關係的渴望，疼愛自己、接納自己。

當下腹輪的能量過度擴張時，容易對物質層面過於追求；能量不足時容易失去活力、情緒不穩定、感到悲觀，更容易受到外在的影響，對感情較有得失心。

脈輪中心 3 上腹輪

平衡此脈輪能量，可以提高行動力，對工作充滿熱情與幹勁

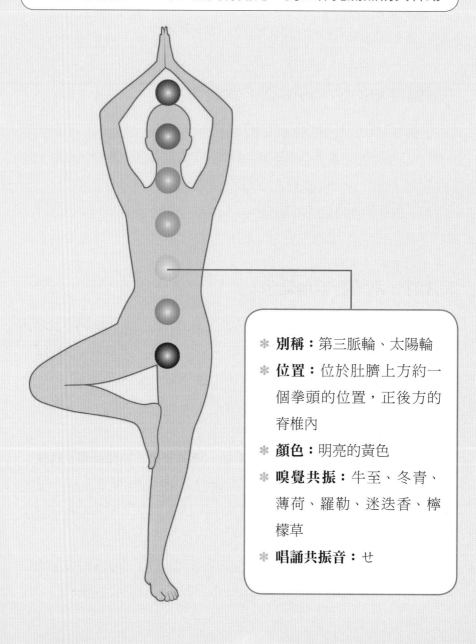

* **別稱：**第三脈輪、太陽輪
* **位置：**位於肚臍上方約一個拳頭的位置，正後方的脊椎內
* **顏色：**明亮的黃色
* **嗅覺共振：**牛至、冬青、薄荷、羅勒、迷迭香、檸檬草
* **唱誦共振音：**せ

Check!! 我的「上腹輪」能量是否失衡？

□ 開會報告都會感到具大壓力、全身緊繃。

□ 對未來有很多想法，卻都沒有嘗試實現。

□ 明明只想把事情做好，卻常被說控制欲很強。

□ 別人的建議聽起來都像是在指責。

□ 情緒常常高漲亢奮，無法放鬆。

□ 一忙起來就胃痛，覺得口渴、身體發熱。

影響消化系統的脈輪能量

　　上腹輪，梵文 Manipura，意思是「光輝的寶石」，也稱為「太陽神經叢輪」，是指自律神經、腰神經等總體。位於肚臍上方一個拳頭，正後方的脊椎內，屬於腰椎神經叢。上腹輪透過腰神經叢、自律神經系統，以及各經絡系統共同扶持，並與全身各器官連結，幾乎影響了一半的經絡系統。

　　上腹輪影響到消化系統、免疫系統、腰神經叢、自律神經、胰腺、腎上腺等，包括肝、膽，胃、大小腸，胰臟、脾臟、腎臟等，也和胃經、脾經、肝經、膽經、腎經、大腸經、小腸經有關，所以上腹輪可以說是將食物轉化為人體營養的地方。

　　消化系統要和循環系統一同合作來運送養分，血液就像是運輸大隊一樣，從腸道絨毛中吸收養分送達全身，所以消化不良或是吸收不良

都直接和上腹輪有關係。除此之外，脾臟可以清除衰老的紅血球，也可以製造淋巴球產生免疫抗體，並清除被抗體附著的細菌，所以上腹輪也含括了免疫系統。

缺乏面對人生的勇氣，是上腹輪能量萎縮了

上腹輪能量萎縮時，會有行動力不足、意志力低迷、沒有主見和勇氣等行為；能量如果過度擴張則會有過度控制的行為出現，過度的活動力伴隨的也是極大的壓力，時間久了身體就會開始出現各種不同的狀況，造成全身肌肉僵硬、胃酸過多、腸胃不適、胃潰瘍等腸胃的疾病，甚至於精神上的焦慮、停不下來與過動的現象產生。

上腹輪也代表著工作事業的能力、行動的能力、掌握危機處理的能力、道德及自我的約束能力。當工作運轉不順暢、行程都塞在一起、太多事情無法消化等等的狀況產生時，這時候很容易連帶著身體上的腸胃系統跟著出現脹氣、便祕、拉肚子等腸胃問題，所以，消化腸胃系統可以說與我們的工作事業是息息相關的！

脈輪中心 **4** # 心輪

懂得愛與被愛、分享與接受，為身體注入愛的能量

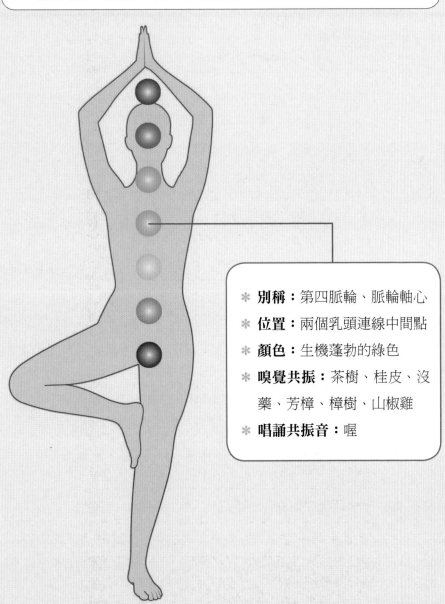

* **別稱**：第四脈輪、脈輪軸心
* **位置**：兩個乳頭連線中間點
* **顏色**：生機蓬勃的綠色
* **嗅覺共振**：茶樹、桂皮、沒藥、芳樟、樟樹、山椒雞
* **唱誦共振音**：喔

Check!! **我的「心輪」能量是否失衡？**

☐ 常有人說你不容易親近、防衛心很強。

☐ 在社交場合不知道該說些什麼。

☐ 面對別人的要求，即使不想做卻也不懂拒絕。

☐ 總是會懷疑另一半不是真正契合的靈魂伴侶。

☐ 常覺得心悸，好像喘不過氣來。

☐ 常覺得胸悶，胸口好像被什麼東西堵住了。

維護心肺功能的脈輪能量

心輪，梵文 Anahata，意思是「沒有任何兩物相擊下所發出的聲音」，它表示我們不再與我們所愛的人事物對抗或衝突，只是優雅和諧的隨著它而移動。

心輪位於兩個乳頭連線中間點的正後方脊椎內，屬於胸椎神經叢。對應的腺體為胸腺，是影響免疫系統的重要因子，有「免疫大王」之稱，分泌胸腺激素可以隨時抵抗各種對人體有害的病毒。當胸腺的功能失調時容易造成氣喘、高血壓、心臟疾病和肺部的問題等等。

心輪還影響著人體的血液循環系統、呼吸系統、免疫系統，包含心臟、血液、血管、胸腺、乳房、肺臟及胸神經系統等等。而心輪和喉輪也負責心臟和肺臟的協調運作，當運作失調時，會影響我們的心肺功能。

打開心輪能量，有助於事業的穩定

　　心輪是全身脈輪系統的軸心，也是感情力量的交匯，透過心輪我們分享愛及親密關係。心輪下方的三個脈輪：海底輪、下腹輪、上腹輪，屬於物質、肉體層面；上方的三個脈輪：喉輪、眉心輪和頂輪，屬於靈性層面，而上三輪和下三輪在心輪的地方交匯融合。

　　當人類的生存需求、感官慾望得到滿足之後，就會開始關心自身以外的事物，對外界產生關懷、諒解、同理心等等，這些都是心輪所傳達愛的能量。不過，心輪能量過度擴張時，會有佔有慾過強、妒忌、猜疑等情緒產生；過度萎縮時，則會有自卑的情況，或是不敢主動傳遞愛的能量，也不願意接受外面的愛，容易引起焦慮、憂鬱等精神方面的疾病。

　　心輪還代表著「氣血循環」，這裡的氣血循環指的除了是身體上的，也代表著呼吸的順暢度、工作的順暢度，所以平衡心輪的能量，可以有助於我們在工作事業上順暢度。

脈輪中心 5 喉輪

不再有話不說、言不及義，學會表達與溝通的脈輪能量

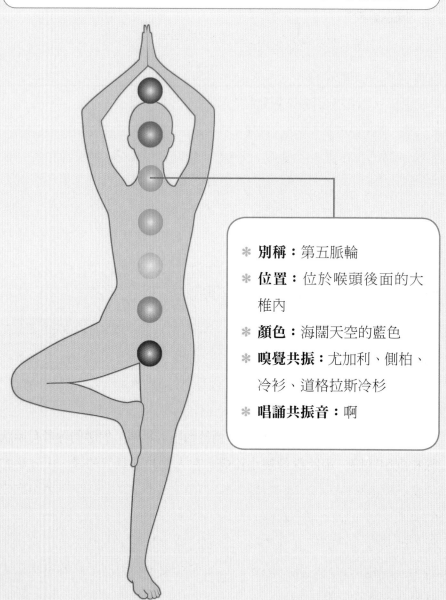

* **別稱：**第五脈輪
* **位置：**位於喉頭後面的大椎內
* **顏色：**海闊天空的藍色
* **嗅覺共振：**尤加利、側柏、冷杉、道格拉斯冷杉
* **唱誦共振音：**啊

Check!! 我的「喉輪」能量是否失衡？

☐ 每次想表達意見，話到嘴邊又吞回去。

☐ 很容易説錯話，一説出口就後悔了。

☐ 在人群裡常常覺得不安，不知道該怎麼辦。

☐ 遇到跟人交涉、溝通時，總是占下風。

☐ 説出來的話老是讓人誤解或引起他人的反感。

☐ 很容易喉嚨痛，但又不是真的感冒。

喉輪裡有掌管新陳代謝的甲狀腺

　　喉輪，梵文 Visuddha，意思是「淨化」，它是傳導神經的總匯，就像是交通的總樞紐。喉輪裡有呼吸系統透過鼻子和咽喉、氣管讓空氣進入肺部；透過聲帶肌肉收縮，調整聲帶振動頻率，可以唱出美妙的歌曲，也可以用聲音溝通、傳遞情感、辨識身分。

　　喉輪位於喉頭後面的大椎內，屬於頸椎神經叢，對應的腺體有甲狀腺和副甲狀腺。甲狀腺像隻小粉蝶，在人體頸部氣管前緣，所分泌的甲狀腺荷爾蒙，負責控制身體的新陳代謝、生長等，是生命動力重要的來源。副甲狀腺與甲狀腺是兩個截然不同的器官，是四個像豆子一樣大的腺體，藏於甲狀腺的後面，負責分泌降鈣素，控制著血液中的含鈣量，是調節鈣代謝的激素，對骨骼的發展和神經系統的正常功能都有很重要的影響。

37

喉輪影響頸椎神經叢，還有呼吸系統的鼻、咽喉、腮腺、氣管，發聲器官以及甲狀腺、副甲狀腺等，其中頸神經叢和甲狀腺是喉輪最關鍵的器官。甲狀腺掌管新陳代謝、生長、發育等，可以加速脈搏、提高血壓、血管舒張、提高體溫等等。如果甲狀腺分泌過多，容易感到神經質、出汗、消化不良、失眠、體重減輕等症狀；如果分泌的過少，容易有疲倦、昏昏欲睡、心跳遲緩、感覺遲鈍、身體發胖等現象。

喉輪能量失衡，容易疲憊、呼吸短淺

喉輪的過度擴張可能引起體重減輕、流汗、怕熱、心跳快、心悸、脾氣暴躁、緊張、失眠、食慾增加、冷漠、疲憊、憂鬱、大便次數增加、月經不正常等現象；反之，喉輪的萎縮可能會造成體重增加、倦怠、怕冷、動作遲緩、便祕、聲音低沉、貧血、頭暈、記憶力差、嗜睡、說話慢、毛髮稀疏、皮膚乾燥、粗糙變厚、眉毛脫落、臉和手腳易浮腫、心跳速率變慢、月經量減少，嚴重者會出現黏液性水腫。

喉輪與個人整體的能量（元神）有著很大的關係，元神指的是肉身能量的控制樞紐，會反映在呼吸上面，當呼吸淺短或微薄的時候，都是身體衰弱的前兆。喉輪也是表達意願和溝通表達的管道，常常有話不說或是聒噪、無法明確的對外表達自己真正的想法等，都是能量失衡的狀況。

脈輪中心 **6** # 眉心輪

眉心輪擁有洞察覺醒的能力，更是靈感、直覺力的能量來源

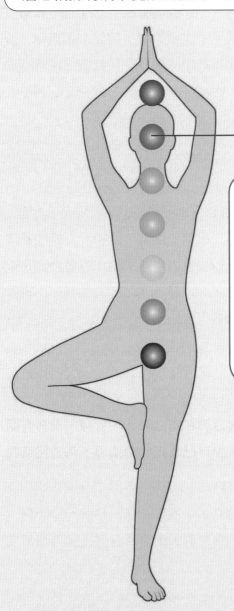

* **別稱：**第六脈輪、額輪
* **位置：**位於兩眉的眉心中央
* **顏色：**內斂的靛藍色
* **嗅覺共振：**萊姆、野橘、佛手柑、葡萄柚
* **唱誦共振音：**嗡

Check!! 我的「眉心輪」能量是否失衡？

☐ 不知道生活的意義是什麼。

☐ 常常覺得心情憂鬱、提不起勁。

☐ 常常沒辦法專心做事情。

☐ 人生真的操之在我嗎？常常會有這樣的懷疑。

☐ 晚上很難入睡，或是會一直作夢。

☐ 常常覺得眼睛好累、頭好脹，容易頭痛。

舒展眉心輪，常保年輕活力

眉心輪，又稱為「第三眼」，在印度教裡眉心輪被認為是神靈濕婆神的第三隻眼而得其名。它的梵文 Ajna，意思是「覺知」，也有「指揮」的意思，代表這個脈輪的雙重特質。眉心輪和頂輪的關係就像是一個國家，頂輪是總統、主席、國王，眉心輪是國務卿、行政院長、宰相，頂輪上達於天，眉心輪屬於行政部門。

眉心輪位於兩眉中間，透過神經叢連接腦神經。眉心輪的位置涵蓋松果體與腦下垂體，是身體能量最關鍵的指揮中心，影響大腦、小腦、延腦、視丘、中樞神經系統等，負責協調總合為頂輪所使用。包括眼睛、耳朵、鼻子、嘴巴，松果體、腦下垂體等等，幾乎整個頭部都和眉心輪有關係。

其中，松果體可分泌褪黑激素，在身體裡有著舉足輕重的地位，協調體內各種的腺體、器官的運作，指揮各種賀爾蒙維持在正常的濃度；抑制交感神經，使血壓下降、心跳速度減慢、降低心臟負擔；減輕精神壓力、提高睡眠品質、調節生理時鐘、緩解時差效應，加強免疫功能、抵抗細菌、病毒及預防癌症、老年痴呆症等功效。當我們透過一些瑜伽動作來平衡眉心輪時，就可以防止以上的症狀發生。如果想要保持松果體年輕，要控制飲食、多運動、從事靜坐冥想，讓生活穩定規律。

眉心輪能帶來領導管理的能力

眉心輪基本的能力，代表的是一種理性與感性、智慧與真理等大腦思考的整合能力，更深一層的能力是一種覺醒的力量、具遠見而非妄想、能夠清楚直覺洞察和自我醒覺的能力，會幫助我們向內在的生命探索，對靈性的啟發非常重要，更是我們所說的直覺力和靈感的所在。

眉心輪對應到的是支配、領導統一的能力，是我們能夠使喚、為你所用的一切人事物，如何有效率的管理好生活中的事情或部屬，都是跟眉心輪的平衡有著密切的關係。

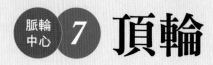

脈輪中心 **7** # 頂輪

學會放鬆情緒，學會平衡自己的思緒，不再胡思亂想

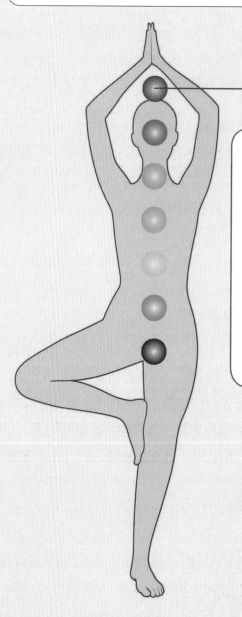

✴ **別稱：**第七脈輪、自覺輪

✴ **位置：**位於頭頂的正中央
（前後左右十字交叉點上）

✴ **顏色：**神祕的紫色

✴ **嗅覺共振：**乳香、杜松、
檀香、牛至

✴ **唱誦共振音：**無（已超脫
聲音的共振）

Check!! 我的「頂輪」能量是否失衡？

□ 覺得生活沒有樂趣與目標。

□ 好像有很多想法，但完全無法釐清。

□ 覺得被生活掌控，而不是掌控生活。

□ 情緒容易起伏，無法平靜下來。

□ 不知道生命的意義是什麼。

□ 想到今晚可能又睡不著，整個人陷入低潮。

統合所有脈輪能量的運作中心

頂輪的梵文是 sahasrara，代表的意思是「空」，負責統合所有脈輪的運作。頂輪位於頭頂的正中央，與腦部、睡眠有關，同時也對應著我們全部的脊椎和脈輪系統。當大腦經常過度活躍、總是想太多或睡眠不足時，身體內所有的系統和器官就會開始慢慢地開始出現問題。

頂輪影響大腦、小腦、腦幹、視丘區、邊緣系統等。視丘區負責接收來自感覺器官的訊號，包括眼、耳、鼻、舌、身體等，將接收的訊號傳至大腦皮質區。視丘區下部是人體體內的溫度調節中心，可以感應體溫變化並且給予適時的調整。

大腦皮脂是由神經細胞所組成的組織，是思考、自主性運動、語言、推理、知覺的中樞。小腦是運動、平衡、姿勢調整的中樞。腦

幹則與呼吸、心跳、血壓有關。邊緣系統包括了扁桃腺、海馬迴，在情緒反應的控制上非常重要。海馬迴在記憶和學習的腦部功能上扮演了很重要的角色，帕金森氏症的產生原因就是這個區域發生病變所造成的。

平衡頂輪能量，找到個人價值

頂輪代表著對自己的滿意度與成就感。過度擴張會讓人陷入胡思亂想、異想天開、愛做白日夢而不切實際、自我感覺良好、活在自我想像的世界裡面。頂輪能量不足時，做任何事都不容易感到成就感，對自己或自己所做的事也都不滿意。

與自己的身體對話

你有多久沒有好好的觸摸自己身上的每一吋肌膚，與自己的每一個細胞說說話呢？讓我們來和自己的身體進行一場深度的私密約會吧！

使用天然精油配方的按摩浴油，慢慢的從腳指頭開始按摩每一吋肌膚與部位，亦可加入浴缸內泡澡，享受植物精華的香氣與滋潤。檀香木能夠給予我們心靈上的寧靜與穩定，讓我們能感受到深層的喜樂、寧靜與幸福，更可以幫助身心的放鬆與滋養。

精油的香氣，能夠引領我們到另一個寧靜的內在，你今天 Me Time 了嗎？

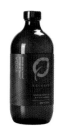

伊聖詩　瑜珈大師按摩浴油／500ml

註：部分內容參考自《人體能量中心的真相》（邱徵毅 編著）

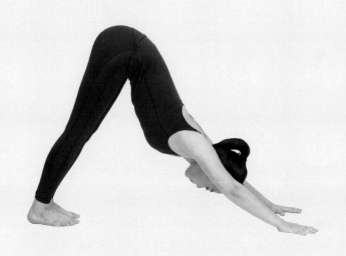

測試你現在的身體能量

　　想要與自己的身體作親密的連結，必需要先學會聆聽身體的聲音。想自癒，並不難，首先我們必須願意先關注自己的身體，如實面對自我的身心狀態，唯有坦然的面對自己，才能啟動脈輪能量，將任何的壓力轉化成助力。一旦身心平衡了，你將會發現你的人生正在展開一段新的旅程！

七大脈輪能量檢測表

透過直覺回答以下問題，藉此檢測你的七個脈輪能量是否處在平衡的狀態，再對應前面所敘述的身體、心靈與能量的關鍵，看看自己是否有這些失衡的情況？全身放鬆、讓腦袋放空、不要思考，就用直覺的反應作答。越不思考時，測驗出來的結果會越準確。請圈選最符合的狀態描述對應分數，進行每個脈輪的計分。

海 底 輪	總是	經常	偶爾	很少	沒有
1. 感覺臀部或腿部容易痠痛和腫脹	5	4	3	2	1
2. 不喜歡現在的工作環境	5	4	3	2	1
3. 膝蓋容易無力、痠痛	5	4	3	2	1
4. 手腳容易冰冷	5	4	3	2	1
5. 體力不好，常常感覺無力疲憊	5	4	3	2	1
6. 常常會覺得很沒安全感	5	4	3	2	1
7. 雙腿無力，腳容易受傷	5	4	3	2	1
海底輪小計					分

下 腹 輪	總是	經常	偶爾	很少	沒有
1. 生理期不規律，月經來感到疼痛	5	4	3	2	1
2. 下腹部有垂墜感和腫大	5	4	3	2	1
3. 感覺排尿不正常或是頻尿	5	4	3	2	1
4. 常常便祕或大便異常不規律	5	4	3	2	1
5. 容易水腫	5	4	3	2	1
6. 情緒常常起伏不定	5	4	3	2	1
7. 對自己做的事覺得不滿意	5	4	3	2	1
下腹輪小計					分

上 腹 輪	總是	經常	偶爾	很少	沒有
1. 胃部常常不舒服	5	4	3	2	1
2. 對事情沒有動力和熱情	5	4	3	2	1
3. 容易脹氣、消化不良	5	4	3	2	1
4. 容易腰痠背痛	5	4	3	2	1
5. 不喜歡現在的工作	5	4	3	2	1
6. 常常全身感覺無力虛弱	5	4	3	2	1
7. 很容易小感冒和生病	5	4	3	2	1
上腹輪小計					分

心　　輪	總是	經常	偶爾	很少	沒有
1. 覺得胸悶、呼吸淺短、呼吸困難	5	4	3	2	1
2. 工作老是阻礙很多、不順利	5	4	3	2	1
3. 身體血液循環不好、代謝差	5	4	3	2	1
4. 覺得生活壓力很大	5	4	3	2	1
5. 容易雙手冰冷	5	4	3	2	1
6. 血壓或心跳常不規律、異常	5	4	3	2	1
7. 胸部或背部容易痠痛	5	4	3	2	1
心輪小計					分

喉　　輪	總是	經常	偶爾	很少	沒有
1. 容易肩頸痠痛	5	4	3	2	1
2. 喉嚨容易卡卡的或不舒服	5	4	3	2	1
3. 很容易緊張	5	4	3	2	1
4. 感覺有頭痛或偏頭痛	5	4	3	2	1
5. 會容易生氣、暴怒	5	4	3	2	1
6. 感覺精神不容易集中	5	4	3	2	1
7. 感覺食慾忽高忽低	5	4	3	2	1
喉輪小計					分

眉 心 輪	總是	經常	偶爾	很少	沒有
1. 鼻子容易過敏，有支氣管的問題	5	4	3	2	1
2. 眼睛常會覺得乾癢	5	4	3	2	1
3. 不容易入睡	5	4	3	2	1
4. 睡著後一直做夢	5	4	3	2	1
5. 常常忘東忘西、記憶力不太好	5	4	3	2	1
6. 容易胃痛	5	4	3	2	1
7. 覺得悶悶不樂，好像少了什麼	5	4	3	2	1
眉心輪小計					分

頂 輪	總是	經常	偶爾	很少	沒有
1. 容易掉很多頭髮	5	4	3	2	1
2. 睡覺很容易做夢	5	4	3	2	1
3. 習慣晚上 12 點過後才睡覺	5	4	3	2	1
4. 天馬行空，常常有很多想法	5	4	3	2	1
5. 感覺用腦過度	5	4	3	2	1
6. 覺得沒什麼成就感	5	4	3	2	1
7. 平衡感不太好	5	4	3	2	1
頂輪小計					分

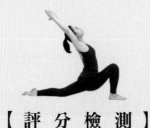

【 評 分 檢 測 】

✹ *14* 分以下——平衡

該脈輪的能量狀況在平衡的範圍中，只是偶爾會因為外在的情況，讓自己有點小小的失常，但是只要透過自我提醒與脈輪瑜伽的練習，就可以強化自己的脈輪能量，更穩定去迎接每一件生命中發生的事情。

【建議】讓自己在放鬆中提升能量，隨時的連結自己內在的覺知。

✹ *14~28* 分以下——輕微失衡

處於些許失衡的狀態。是否常常因為不相信自己，讓外在的狀況影響所做的判斷或是決定呢？試著在做每一件事情或是決定之前，閉上眼睛，給自己幾個深呼吸，讓內心安定下來，再打開眼睛去看相同的事，相信會有不一樣的見解。

【建議】讓自身回到呼吸，試著信任自己，透過每天持續練習脈輪瑜伽，幫助身心回到穩定且平衡的軌道。

✹ *28* 分以上——嚴重失衡

「身心俱疲」是你目前的寫照。有多久沒有真正好好休息了呢？有多久沒有好好問問自己，真正想要的是什麼？不需要老是活在他人的期待中，不需要總是把眼睛望向別人身上，試著把焦點放回自己的身上，其實在你身上早已經有一切你想知道的答案，只是你還沒看到而已。

【建議】多到戶外和大自然取得連結吧！去抱抱樹、脫掉你的鞋子踩在沙灘上、草皮上。每天開始給自己一段無所事事的時間，可以練習呼吸、脈輪瑜伽，透過呼吸和放鬆動作，來協助你回到自己的身上。

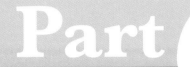

Part 2

開啟身體脈輪能量
的日常練習

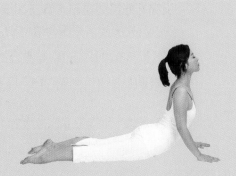

重整・調息・恢復，找回身體的能量

「天底下沒有好或壞的事，是我們的想法造就現況」 ——莎翁的名言。

「壓力」是我們對事情產生的反應，而不是眼前這一件事情造就了你的壓力。長期的身心疲憊累積到最後就是壓力的產生，壓力本身沒有好或壞，關鍵在於我們如何看待這些引發壓力的因素。一切的難題都是因為身心失調而產生的假象，心在身裡頭，身是心向外溝通的媒介，因為透過身體我們才能進入心裡。

深呼吸，能幫助身體快速調節能量

大家可以試試看，當你感到憤怒或是焦慮的時候，閉上眼睛，專注於呼吸，你會發現壞情緒會慢慢的消失。為何只是深呼吸，憤怒或焦慮的情緒就可以得到減緩？

這是因為每一種情緒都有不同的呼吸頻率，生氣或焦慮下就會產生急促不規則的頻率，只要開始深呼吸，不需要特別做些什麼，當下的憤怒焦慮的情緒自然會消失。當呼吸頻率改變時，腦波也會逐漸平復，此時要生氣反而是一件困難的事情。面對眼前的壓力也是一樣，只要我們願意改變看事情的想法，壓力就會轉化成幫助我們成長的助力。

停止大腦的算計，讓身體告訴你答案

現在我們都知道「身」與「心」連結的重要性，再來就是要實踐，實際的把已經知道的知識套用在身體上、套用在日常生活中，開始學習聆聽身體的聲音，給予其所需，讓身體真正「得到」，而不只是停留在大腦層面的「知道」。

身體本身就像是一座小宇宙，所有的神祕學家始終會說：身體是一個具體而微的宇宙。沒錯，身體裡面也有著和浩瀚宇宙一樣的元素，地、水、火、風、空間，在你的身體裡有著海洋的水，有著太陽的火，有著空氣中的風與空間，而你的身體就是大地。當你開始深入身體探索時，你會發現原來我們的身體就像是一個濃縮版小宇宙，包含了一切的奧祕，所有我們想知道的一切，早就在我們的身體裡了，根本不必辛苦的對外尋求解答，你只需要閉上眼睛，往內走！

透過脈輪瑜伽，增加身心的正能量

身體是我們最好的親密伴侶，我們必須學會傾聽它所發出來的訊息，了解並給予身體的「需要」，而不是大腦的「想要」。大多數人已經習慣仰賴大腦解決日常所有難題，活躍的大腦主導了一切，往往讓我們忘記覺察身體的需求。一旦我們願意開始改變對身體的態度，要大腦安靜下來往內走將會變得更容易，因為身體已經隨時敞開大門準備好迎接你的進入。

歷史悠久的「脈輪瑜伽」是一個很好的媒介，讓我們透過身體去體會、去經歷，去連結身體的每一個部位、每一個細胞，透過這樣的過程，讓我們能夠開始得到身體給予的回饋，慢慢的開啟與內在的連結。當我們開始清除身體上的束縛，心也將得到啟發，帶來不同的人生。

呼吸伸展練習，
啟動脈輪能量

　　許多人好奇「脈輪」究竟是什麼？其實脈輪的位置並不是實際存在肉體上，它是屬於看不見的能量脈絡的一部分，不過它在肉體上有著相對應的位置。海底輪對應在身體的性腺；下腹輪對應在生殖腺；上腹輪對應在太陽神經叢；心輪對應在胸腺；喉輪對應在甲狀腺；眉心輪對應在腦下垂體；頂輪對應於腦神經。

　　當我們把雙手放在心輪上方，這裡是心臟的位置也是心輪相對應的地方，是讓我們感受愛的中心，愛會從兩胸中間的心輪位置散發出來，而不是從其他部位，當我們在感情上受了傷，心痛的感覺就在胸口，由此可知，看不見的情緒與情感的能量，都與我們的脈輪息息相關。

脈輪瑜伽如何在身體中運作？

　　脈輪瑜伽，指的是透過特殊的瑜伽動作設計來平衡及強化我們的脈輪系統。每一個脈輪都有特定位置，我們在瑜伽動作的過程中，必須保持靜心和專注，將意識集中在我們所練習的部位上，讓注意力與身體內的能量連結在一起。一旦能量聚集在脈輪上方，脈輪就會開始活躍起來，就像是一台水力發電機，藉由水的壓力和力道能夠促使發電機運作，如果沒有壓力也沒有水，發電機就只是一台毫無作用的設備，相同的道理，脈輪系統一直在我們的身體裡，只不過我們都忘了好好

地啟動及維護這個系統，導致它產生失衡或阻塞。

脈輪瑜伽就好像是水的作用一樣，透過練習，我們鬆綁緊繃的肌肉，給予脊椎每一個椎體更多的空間，讓能量能夠流動在三脈七輪中，這樣的一股能量流，會流經每一個脈輪系統，創造出一股新的穩定正能量，由下往上的一個推動一個，幫助身心達到平衡和諧的狀態，讓我們有滿滿的正能量來面對生活中的大小壓力，也讓我們有足夠智慧將生活中的壓力轉化為成長的助力！

呼吸、伸展，幫助釋放壓力、安定腦波

當你感覺到身心疲憊時，即表示脈輪已經處於失衡的狀態，這時要做的是放下大腦的紛擾思慮，將意念回到身體上，除了需要充分的休息，更需要透過有覺知的呼吸，讓內在重新與身體做連結。

緊繃的肌肉需要透過深層的伸展才能放鬆，伸展帶給肌肉由內而外的按摩，幫助打開糾結緊繃的部位和情緒。所有身體的僵硬感都是缺乏能量的流動，不是這個僵硬感束縛著你，而是你不肯放下對內對外的執著，當你變得有覺知，當你願意放下執著的時候，這種僵硬感自然可以獲得鬆綁。

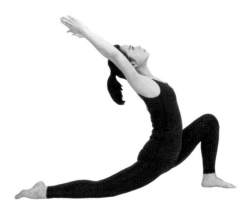

透過深層的伸展，可以打開
緊繃的肌肉與情緒。

梵唱練習，傳遞更細緻的能量

每一個脈輪，都會有一個代表的音頻共振，海底輪是「嗚」；下腹輪是「伊」，上腹輪是「ㄝ」，心輪是「喔」；喉輪是「啊」、眉心輪是「嗡」；頂輪則無。音頻共振也是一種能量的來源，透過梵唱，不斷的唱誦特定對應脈輪的音頻，讓聲音變成音頻的振動，提升我們自身的能量場。

梵唱時，以盤腿坐姿或是金剛坐姿，這時會觸動到海底輪，靠丹田發出聲音時，會啟動下腹輪與上腹輪，用心梵唱，音波會震動到心輪，當然唱誦更會用到喉輪，這些振動頻率都會往上傳動到頭部，讓眉心輪和頂輪也同時都被刺激到。透過梵唱的音頻震動來平衡脈輪系統，傳遞更細緻的能量波動，強化對自我的覺知，同時對我們的神經系統和內分泌系統都有著很大的幫助。

透過脈輪瑜伽的練習，讓身體放鬆、頭腦放鬆、心放鬆，痠痛也自然消失了，沒了病痛的干擾，頭腦清爽、心情也跟著安定。在伸展與梵唱後，隨著越來越深層的放鬆，自然的靜心就在此刻發生。

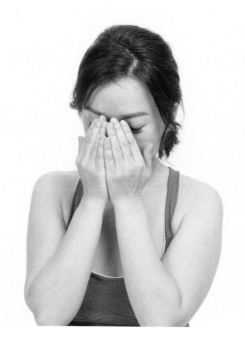

利用嗅聞、擴香，或是直接塗抹在對應的脈輪位置，都能帶來平衡放鬆的效果。

透過嗅覺，將植物的能量進入心靈

在人類的五感覺知中，嗅覺和情緒也都有著直接的連結，氣味可以喚醒被我們遺忘的記憶，也能夠透過氣味不同的振動頻率來重整心靈深處。芳香療法中使用的精油是從植物的種籽、根、幹、花、莖葉、樹皮、樹枝、樹葉、果皮等部位萃取而來的，不同的精油可以對應到特定的脈輪系統。

在脈輪瑜伽的練習中，使用芳香療法薰香或是調成按摩油直接塗抹在對應的脈輪區域上，透過精油的影響，傳導心靈與大腦之間的訊息，會帶來療癒和轉化作用，包括身體的放鬆、情緒的流動和能量的平衡等等。

閉上你的眼睛，打開你的心，開啟你的覺知，透過嗅覺，放下大腦的思慮，讓自己沈靜下來，這時候才能夠真正回歸到內在的核心、回歸到你的深沉內心。

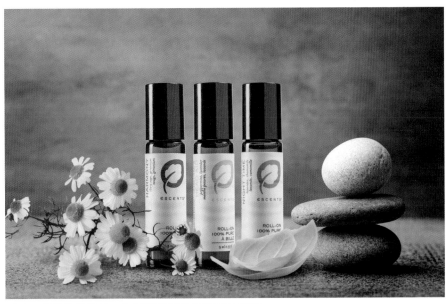

透過不同的植物精油，可以對應到各個不同的脈輪。

簡單重複的動作，
啟動身與心的連結

　　瑜伽的體位法是一種緩慢、動靜皆宜的身體呼吸律動，我們透過簡單的動作重複練習，並在特定體位法進行數個呼吸的停留與伸展，融合動態與靜態的練習方式，可以刺激肌肉和骨骼，有效的減少肌肉骨骼中礦物質的流失，同時也給予脊椎與骨骼適時的壓力，維持脊椎骨骼中的骨鈣、血鈣之間的平衡，增加骨質密度、預防骨質疏鬆。

專注每一個練習，身體自然可以得到回饋

　　每一個脈輪的瑜伽動作，分別設計了靜態伸展與動態練習（見p.75～p107），不管是靜態或動態，在練習的過程中，都必需專注在每一個脈輪的位置上，開啟對身體內在的覺知，讓自己進入更深層的放鬆，每一個片刻身體裡都有著無數的事件發生，只是我們都沒有發現罷了！

　　過程中的不適只是偶爾存在，試著在每一個移動中去接受這樣的感覺。好比當我們在享受食物得到滿足感時，對於在飢餓時產生的些許不舒適，也不會那麼的在意了。同樣的道理，或許在每一次的練習中，身體會有一些痠痛麻的情形產生，但我們深深的相信練習後身心將得到滿滿的放鬆與喜悅，過程中的一些些不適應，在不會造成身體傷害的前提下，也試著去接受，不要太快就放棄。

信任生命、信任自己，讓生命存在著無限的可能，那麼那些大腦製造出來的束縛，將會慢慢被瓦解，而體內的能量也將得以流動自如。

透過正能量語錄，增強心靈的能量

宇宙萬物都是能量，言語是能量，文字也是能量，念頭更是能量的顯現，要讓身體充滿能量的唯一辦法就是回到自己身上，從信任自己、愛自己開始。言語是可以直接深入人心的能量傳達，想想，當你被真心讚美時，是不是有喜上眉梢的歡喜感？接受到負面的評價或話語時，會感到傷心難過，這就是語言能量的顯現。

所以在每一個脈輪的練習過後，我們透過「正能量語錄」（見p.80），向身體表達我們對它的感恩與愛。我們老是過度耗損身體，但身體總是無怨無悔地為我們工作，心臟依然跳動、呼吸依然持續著、還得消化我們沒有好好咀嚼就吞進去身體的食物等等。脈輪瑜伽的練習讓身體外在得到舒緩放鬆，練習完再透過「正能量語錄」的引導，讓身體內在感受到愛的能量。

身心合一，人生更自在喜悅

感恩與愛是世界上最強大的能量，愛自己是多麼簡單且耳熟能詳的話，但大部分的人會以為重點是「愛」，其實是「自己」才對。「愛自己」更具體的作法，是將心思回到自己身上，給予身體所需要的，這就是最基本愛自己的表現。當我們願意開始愛自己，感恩的心也會慢慢顯現，身體也會實際反饋給我們。

當你將注意力回到自己身上時，你會發現身體所付出的一切。身邊的人事物有一天都將離你而去，唯有自己的身體永遠是不離不棄的守

候，透過這樣的察覺，開始懷著感恩的心，願意好好的對待自己，讓自己蛻變成一個「更好的人」。

而「更好的人」，所指的是整合分裂的自己，讓自己的身心合一，再也不需要委屈自己、討好他人、帶著面具過生活，可以自在喜悅的在自身的職場、生活中過日子，珍惜自己的一切，提升生命的品質，相信只要你願意，我們一定可以一起攜手往喜悅之路前進，遇見更美好的自己。

掌握靜心的訣竅

很多人都想試著全然放鬆，都發現並不容易。的確，現代人的生活充滿壓力，為了生活得不斷的奮鬥、集中精神的做每一件事。結果就是身體越來越緊繃，愈想要好好做一件事，往往卻愈做不好！

其實放鬆一點也不難，是我們的大腦把它想的很難。靜心協助我們往內放鬆，唯有放鬆了才有可能去發現身邊一切事物的美好。只要掌握下面幾個重點，就可以隨時隨地展開靜心的練習了。

1 放鬆

不僅僅是身體的放鬆，連你的心和頭腦都要一起放鬆，不要去想其他的事情，也不需要集中精神，就只是放鬆在當下你做的這件事情上。

2 發現

因為放鬆且有意識地在這件事情上面，所以你會很容易去發現、去看見（這裡的「看見」，指的不是眼睛的看見，所有感官上的感受都是一種看見，或許是觸摸到、或許聞到、或許感覺到等等，都是屬於「看見」）。

3 不加入任何的意見

當你發現、看見任何事件的發生，不要加以干涉，不需要給予任何的意見，就只需要看著這個事件的發生，當我們想要去添加意見的時候，大腦就會開始運作了，靜心是為了放掉大腦的運作，所以，放鬆後發現，發現後不批判，只需靜靜的看著，這就是靜心了。

認識自己的身體，讓練習更精確

　　你真的認識自己嗎？在開始練習脈輪瑜伽之前，我們先花一點點時間來確認你是哪一種類型的人。不同類型的人，在脈輪瑜伽的練習上會有些許不同，以及需要特別注意之處。

　　接下來，安靜地回到自己的身上，誠實的問問自己，你是哪一種類型的人？透過這樣的檢視，有助於我們在做脈輪瑜伽時，留意練習的細節。

風型人	走路快速、個性比較急、喜歡新鮮的事物、手腳容易冰冷、情緒起伏大。

練習時的自我提醒

1. **整體性：**保持能量流動平順、穩定和等長，溫和緩慢地維持吸吐。

2. **身體：**保持身體安定、專注和放鬆，做瑜伽練習需要溫和、放慢速度，不要強迫自己、不要做快速的移動，移動前穩定軀幹和呼吸。

3. **呼吸練習：**維持著深、平穩和有力的呼吸，特別注意在吐氣的時候。每天早上練習「右鼻孔呼吸法」10 ～ 15 分鐘（請見 p.153），喚醒一天的活力能量。

4. **心理層面：**保持內在平靜，專注在每一個呼吸和練習的當下。

5. **能量平衡建議：**疲勞，是風型人最需要注意的，失衡時，最重要的是要多休息。容易想東想西、神經質、過度擔憂等，都是失衡時的明顯徵兆，神經系統處在緊繃的狀況下，更容易影響睡眠品質及有

失眠的情況產生。這時候，充足的休息和睡眠就變得格外重要。睡眠時間最好可以有八小時以上。

火型人 怕熱、容易有發炎狀況（嘴角破、眼睛癢等等）、做事一板一眼、容易過於努力。

練習時的自我提醒

1. **整體性**：保持能量的流動涼爽、開放和接受。

2. **身體**：用虔誠專注的態度來幫助消除內在的燥熱和壓力。

3. **呼吸練習**：保持冷靜和放鬆的呼吸，在動作的練習過程中，可以透過嘴巴吐氣來釋放體內的熱氣。於傍晚或是覺得身體過熱、脾氣暴躁的時候，可做「左鼻孔呼吸法」（請見 p.153）。

4. **心理層面**：保持心情和諧、專注有意識，但是不過度執著或控制。

5. **能量平衡建議**：能量失衡的時候，會開始勉強自己更加執著地想把事情做好，但是往往得不到滿足感，這時候要注意，事情不要做太多，如果發現有過於集中精神或是努力的傾向，就需要慢下來，這時如果越想做好事情反而會離滿足感越遠。失衡的時候也很容易感到焦躁，當有這樣的情形產生時，可以放下手邊的所有活動，一定要休息，不要忍耐硬是強迫自己完成。

水型人 很會流汗、身體溫度比較高、容易懶懶的、比較喜歡規律的型態、動作偏慢。

練習時的自我提醒

1. **整體性**：確認暖身時間要足夠，練習瑜伽的時候保持力氣、速度和決心。

2. **身體：**練習時保持動作的流暢度和輕盈自在，盡量讓身體保持乾燥和溫暖。

3. **呼吸練習：**讓你的氣息往上移動和循環，保持深沈和不間斷的呼吸。多做增加身體活力的火呼吸法（請見 p.162）。

4. **心理層面：**保持練習的熱情、清醒和專注。

5. **能量平衡建議：**如果你發現房間裡的東西越來越多，要小心能量開始失衡了。定期的打掃和丟棄東西吧！那種放了很久也用不到的東西就不要再儲藏了，丟棄不需要的東西，讓房間的空間多一點，可以幫助平衡失衡的能量，身心也都會變得比較清爽、輕鬆一點。情緒也是一樣，試著透過寫日記、看電影、和朋友分享等，各種不同你喜歡的方式，向外表達出來，不要堆積在心裡，發洩出來吧！

> **無特定類型**　如果沒有特定的偏向哪一種類型的人，也可以依照以下的注意事項來進行練習。

練習時的自我提醒

1. **整體性：**保持能量的流動平順、穩定和等長，溫和緩慢地維持吸吐。

2. **身體：**保持身體安定、專注和放鬆，做瑜伽練習時要溫和、放慢速度。不要強迫自己、不要做快速的移動，移動前記得先穩定軀幹和呼吸。

3. **呼吸練習：**維持著平穩、深且放鬆的呼吸，特別是吸氣的時候不需要太用力。

4. **心理層面：**專注在每一個呼吸和練習的當下，保持內在平靜。

| 隨時為身體注入新的能量 |

放鬆脊椎的練習

啟動身體脈輪中心的能量，從放鬆脊椎開始。脈輪沿著脊椎由下往上有順序的排列，當身體脊椎放鬆了，緊繃的心自然也能夠得到鬆綁。透過脊椎的放鬆，幫助我們啟動連結脈輪的能量，讓這股能量流能夠自在地由下往上沿著三脈七輪流動，平衡我們的身心，幫助我們的身心注入一股新的生命能量。

簡單有效，隨時都可以動一動

脊椎位於人體軀幹的中軸，是由三十三塊椎骨連結而成的，除了幫助支撐身體，同時也有保護內臟器官的功能。脊椎活動的範圍包含了前彎、後彎、左右側彎和扭轉。脊髓兩旁發出許多成對的神經（稱為脊神經）分布到全身皮膚、肌肉和內臟器官，是周圍神經與腦之間的通路，調節著我們內臟器官的運作，幫助我們保持生理系統的平衡。

由此可知當我們的脊椎椎體位置偏差的時候，不單單只是會造成肌肉的緊繃、痠痛，更會影響到神經的傳導，五臟六腑的運作功能也都會因為脊椎位置歪斜而發生錯誤的神經傳導，累積下來就會產生各種對應的疾病。

隨著年齡的增長、身體的老化，脊椎的健康更是不可忽視，脊椎放鬆運動可以有效的幫助放鬆背部的肌肉、按摩內臟、調整輕微的脊椎變形。當我們把脊椎周遭的肌肉群放鬆後再進行脈輪瑜伽，能幫助我們更深入各個脈輪能量的平衡。

脊椎放鬆運動

站姿放鬆

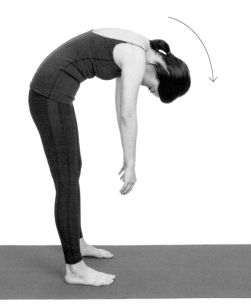

1

站姿，吸氣預備，吐氣，從頸椎、胸椎、腰椎一節一節的往下下捲，停留在前彎的位置 5 個呼吸，放鬆背部和脊椎。

> *Tips* ＞吸氣的時候，感覺帶入身體的氣能夠往後輕輕推開後背和肋骨兩側。

2

吸氣預備，吐氣時肚子微微地往內縮，再一節一節的從薦椎、腰椎、胸椎、頸椎再捲回到站姿。重複步驟 1、2，共 5 次。

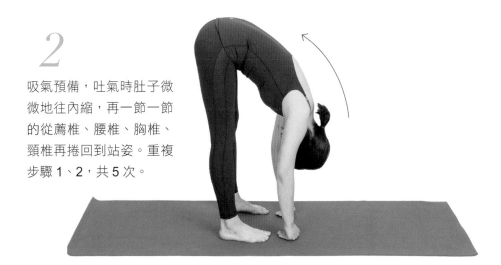

脊椎放鬆運動

坐姿放鬆

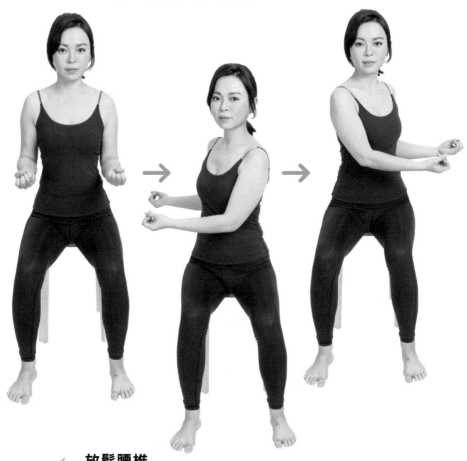

1 放鬆腰椎

雙手握空拳，掌心朝上，手肘輕鬆地懸掛在身體的兩側。固定骨盤和頸椎，隨著吐氣的時候左右轉動身體，把意識放在腰椎上面，要有轉動肚子的感覺。左右為一次，重複 30 ～ 50 次。

2 放鬆胸椎

手握空拳，掌心朝下，手肘拉平、肩膀放鬆，雙手放在胸口的位置。骨盆和視線固定，隨著吐氣轉動雙手，胸部會往左往右的轉動，意識放胸椎上方，左右是一次，重複 30 ～ 50 次。

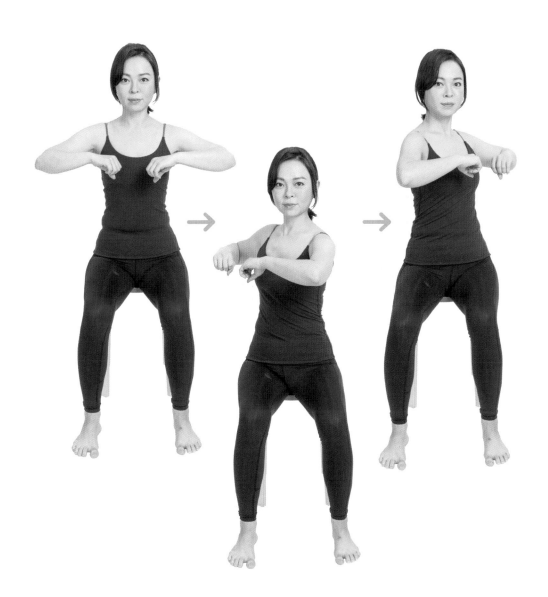

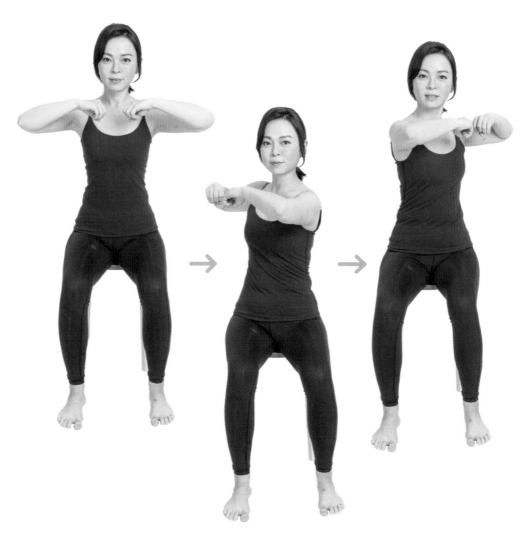

3 放鬆頸椎

手握空拳,掌心朝下,手肘拉平、肩膀放鬆,雙手放在喉嚨的位
置。骨盆和視線固定,隨著吐氣轉動雙手,意識放頸椎上,左右
是一次,重複 30 ～ 50 次。

4 放鬆肩胛骨、膏肓

大拇指和食指輕捏，其他的手指頭拉長，手肘拉平、肩膀遠離耳
朵。吸氣預備，吐氣的時候將手肘往後延展，重複動作 50 次。

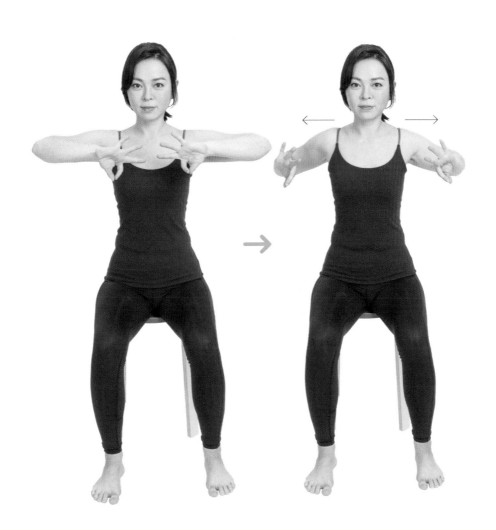

脊椎放鬆運動

坐姿脊椎伸展

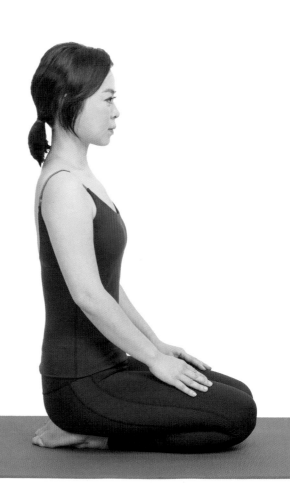

1　金剛坐姿，臀部坐於腳跟上方，雙手輕鬆地放在膝蓋或大腿的上方。

> **Tips** > 手的位置取決於你肩膀的舒適度，不會造成聳肩或是坐姿前傾。

2 吸氣預備，鼻子吐氣，將肚子往內
縮，彎曲脊椎呈 C 型、頭低，吸氣
再回到坐姿，讓你的動作隨著呼吸
而律動。重複此動作 30 次。

> *Tips* ＞動作的出發點是從你
> 的骨盆，而不是腰的位置。

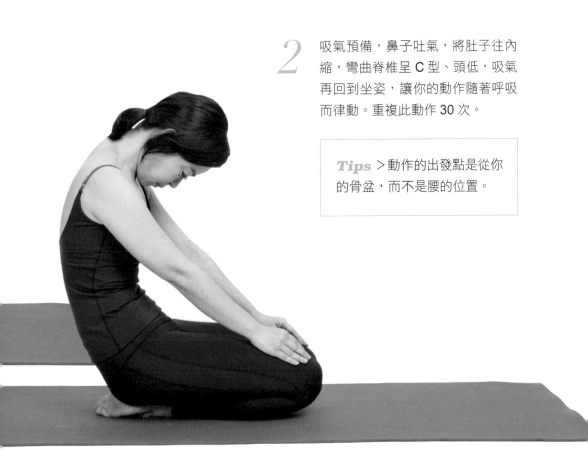

脊椎放鬆運動

脊椎呼吸練習

1 坐姿，骨盆穩定坐在地上或椅子上。閉上眼睛，專注於呼吸，放鬆呼吸，放鬆你的心。

2 將意念帶到脊椎上，一節一節的放鬆。從你的頭皮開始放鬆，接著放鬆頭頂、眉心、臉部肌肉，再放鬆喉嚨、肩膀、胸口、上腹部、下腹部，一直到骨盆底。

3 穩定骨盆，往下扎根的感覺，讓脊椎往上延伸拉長，肩膀遠離耳朵，下巴收回來，頸椎延伸。

4 吸氣的時候，想像這股氣沿著脊椎往下走
到脊椎的底部，吐氣時，感覺這股氣再沿
著脊椎往上，接著繼續吸氣，讓這股氣再
往下沉到骨盆底，不要讓呼吸的流動停頓
下來，吐氣，再把這股氣沿著脊椎往上。

5 給自己幾次這樣單純的脊
椎呼吸，與內在這股能量
連結。

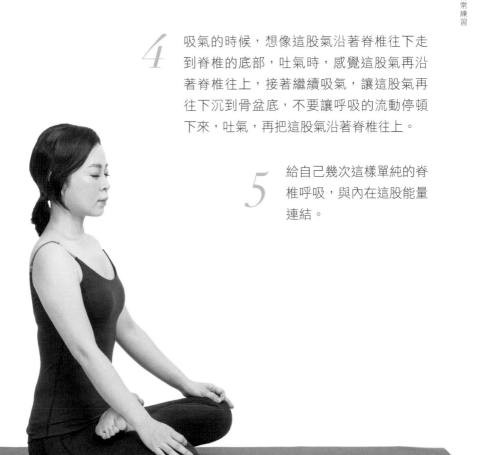

觀想的練習

當你已經熟悉脊椎放鬆運動、脊椎呼吸練習，以及每一次的脈輪瑜伽練習，可以在練習後，加入該脈輪的單音梵唱，來幫助能量的平衡與流動。身體是安定不動的，透過音頻的震動，動的是內在的那股細微的能量流，這股細微的能量流通過三脈七輪，幫助平衡我們的脈輪系統。

練習時，觀想著該部位脈輪的顏色，吸氣的時候，把注意力帶到該脈輪的位置上，吐氣的時候感覺該部位的脈輪隨著你的梵唱，脈輪代表的顏色閃閃照亮該部位。持續這樣不間斷的練習。每一次的練習，至少維持五分鐘。

靜心的練習

靜心，就是安住自己的心。不是停止我們的思考，不是放空，不是什麼都不想，而是幫助自己與內在智慧連結、身體與呼吸連結。

找到一個適合自己的呼吸節奏，調整吸氣和吐氣，或許可以從吸氣三秒、吐氣三秒開始練習，讓自己專注在呼吸裡，並在呼吸之中得到放鬆。

每一個人都有屬於自己的呼吸節奏，你只需要用心地觀察，聆聽自己呼吸的頻率與身體放鬆的程度，跟著內在的律動，慢慢的就可以找到內心的協調，感受到與內在的自己連結在一起，這就是靜心的源頭。

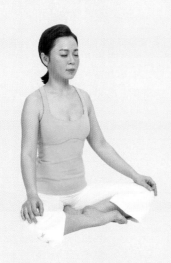

| 找回安定感與歸屬感 |

臀部與腿部
的穩定練習

　　從身體層面來看，海底輪負責我們的下半身的穩定，包括骨盆、臀部、大腿、小腿和腳掌等等。想要擁有內心安定與歸屬感，不是取之於外在，而是需要平衡我們的海底輪。

左右開弓

1　蹲姿,一腳膝蓋往側邊打開,膝蓋與腳趾頭朝外;
一腳往側邊伸直,腳掌勾起,雙手放在身體中間。
這時候會明顯地感覺到從骨盆到大腿內側的伸展。
停留 3 ～ 5 分鐘,保持穩定呼吸。

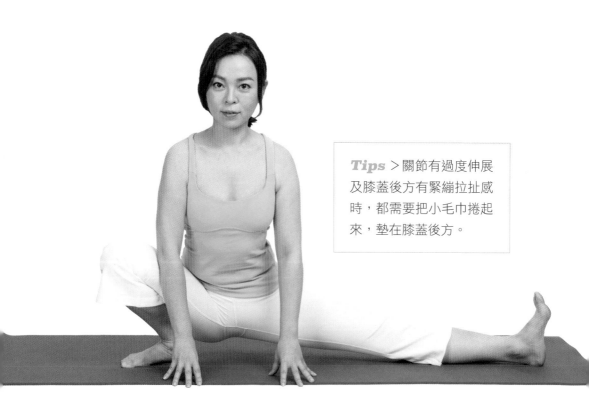

Tips > 關節有過度伸展
及膝蓋後方有緊繃拉扯感
時,都需要把小毛巾捲起
來,墊在膝蓋後方。

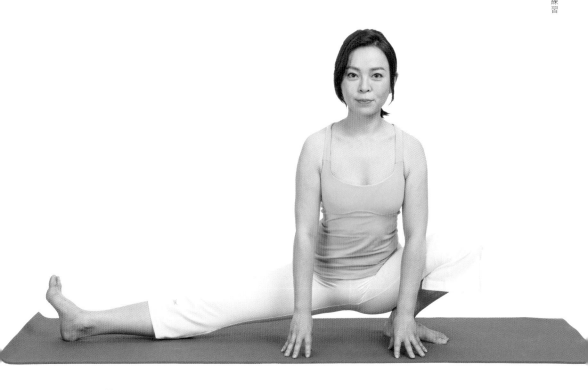

2 　同樣的姿勢，左右腳交換。

Tips ＞膝蓋不舒服，或是無法蹲著
時，可以讓臀部坐在地板上或在臀部
下方墊瑜珈磚或是毛毯。

動態的能量強化練習

躺姿抬腿

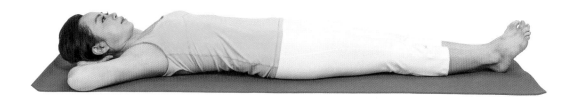

1 躺在地板上,雙腳併攏伸直放於地上,雙手互扣
枕在頭部後面。如果平日腰容易痠者,可以折一
條小毛巾放在腰部的位置。

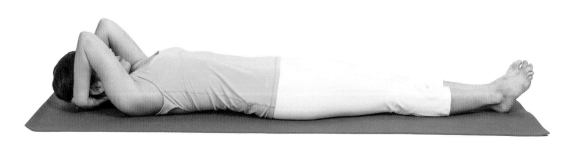

2 吸氣,下巴收,肩膀遠離耳朵,將手肘慢慢靠近
耳朵。

3 吐氣，下巴收，肚子往內縮，頭離開
地板，拉長頸椎後側，同時把雙腳抬
高，與地板呈 90 度。

4 吸氣預備，鼻子吐氣，頭和雙腳再一
起慢慢放回到地板上。重複步驟 1 ～
4，共 15 次。

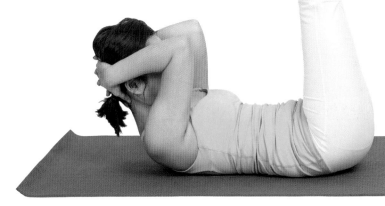

Tips > 此動作如果感到過於吃力，
也可以彎曲膝蓋、將雙手放於腰部，
再進行抬腿動作。

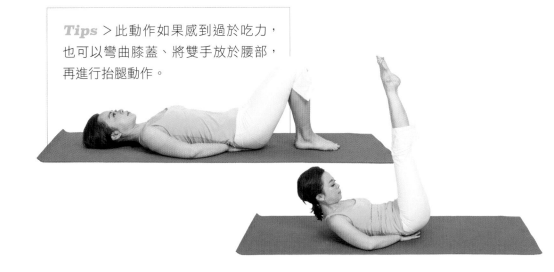

靜心調息

　　動作結束後，回到坐姿，調整呼吸，保持脊椎拉長延伸，進行五分鐘的靜心調息，將有助於能量的凝聚與恢復。

⊙ **想著代表的顏色**：紅色

⊙ **唱誦代表共振音**：嗚

⊙ **精油塗抹的部位**：腳底湧泉穴

⊙ **精油的選擇**：海底輪的元素是大地，香氣的能量來自於植物的根與幹，乳香、雲樟、雪松、廣藿香、杜松、薑。這些植物的根，都有著溫暖且穩定的特質，在我們身心能量疲乏的時候，能夠給予我們修補與重建。因為循環不佳所造成的寒冷，也很適合將此類精油塗抹於腳底，能夠給予我們力量，穩定的往前走。

⊙ **凝聚正能量語錄**：

我在大地之母的懷抱中，我擁有穩定的力量。

我信任我自己，我是安全的。

我在光明閃耀之中，大地的愛與豐盛的力量正流向我。

我是安全的，我是大地之愛。

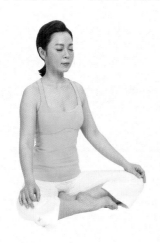

骨盆與生殖系統
的平衡練習

從身體層面來看，下腹輪影響著我們的生殖系統、泌尿系統和性腺。從能量層面來看，對應的是「子女」，這裡所指的子女不光是兒女，還包括工作事業、金錢投資、存款等等，代表的是「我所在意的成果」。當我們透過瑜伽練習，為下腹輪帶來平衡時，就擁有自我肯定的能力，對於自己所做的事情是滿意的。

海豹停留

1 折毛巾打橫的放在下腹部骨盆前側
的位置。

2 雙手手肘撐地，打開比肩膀還要
寬，雙腳打開與臀部同寬。

3 吸氣，尾骨往地板的方向捲，拉長
下腹部，肩膀往後捲打開胸口，延
伸脊椎帶起上半身。

4 吐氣，頸椎放鬆下垂，肩
膀放鬆，在這裡停留 3 分
鐘，手會微微的撐住地
上，感覺到下腹的拉長。

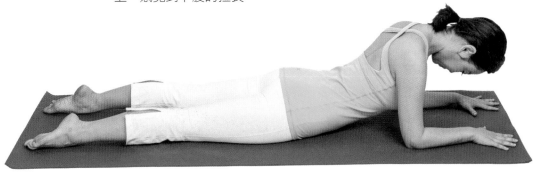

5 反覆數次後，覺得累時可
將身體往後推回到嬰兒式
休息。

動態的能量強化練習

起身摸腳

1 在腰部下方墊一個毛毯或枕頭，平躺在地
上，雙手手心平貼在地板上。

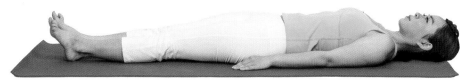

2 吸氣，雙手持續放在地板
上，雙腳高舉到 90 度，隨
著吸氣把腳帶靠近身體。

> *Tips* ＞腳無法伸直的人，
> 也以彎曲腳，不要勉強。

3 吐氣，身體隨著腳往前
回到地上，身體到前彎，
手摸腳趾頭。

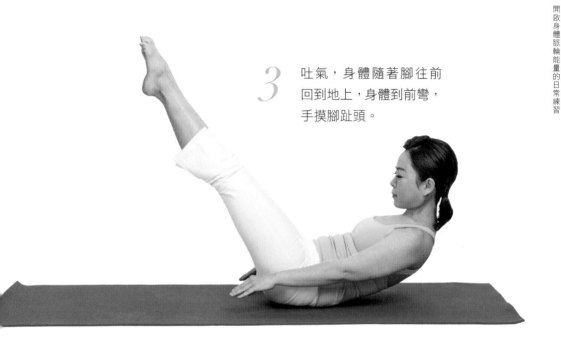

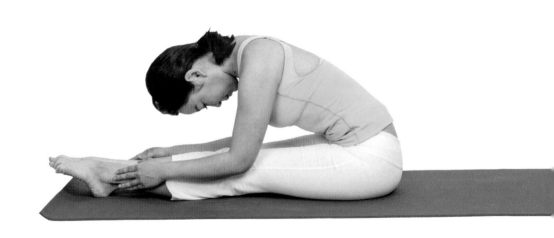

4 配合呼吸，重複步
驟 1 ～ 3 的動作，
重複 30 次。

Tips ＞滾動過程中，如果發現身體
歪斜，請先讓身體回正，再繼續練習。

靜心調息

　　動作結束後,回到坐姿,調整呼吸,保持脊椎拉長延伸,進行五分鐘的靜心調息,將有助於能量的凝聚與恢復。

⊙ **想著代表的顏色**:橙色

⊙ **唱誦代表共振音**:伊

⊙ **精油塗抹的部位**:下腹部

⊙ **精油的選擇**:下腹輪的香氣能量來自於植物的花朵,像是快樂鼠尾草、天竺葵、伊蘭伊蘭、茉莉、玫瑰草、羅馬洋甘菊、永久花。這些來自花朵的能量,會在當我們感受到自己受委屈、被背叛、心靈受傷的時候,深入到達心靈深處。慢慢的,學會放下,讓自己變堅強,帶著如水滋養萬物般的慈悲心,用智慧來看待事件,再次安靜地把心淨空,回到當下,這時愛與慈悲會出現,而你也會因此得到心靈的滋養。

⊙ **凝聚正能量語錄**:

我把時間放在能讓自己快樂的事情上。

我疼愛我自己,任何時候我都知道我是最好的。

我如意自在,豐盛、喜悅。

我是有價值的人,我喜愛我的價值。

我擁有一切我想要的,我是我自己最親密的朋友。

我做我愛的事,財富隨之而來。

| 找回生活的熱情與動力 |

腹部與消化系統
的平衡練習

　　上腹輪是我們體內主要的轉換器官，將吃進來的食物透過消化系統
轉換成維生的能源，當我們覺得腸胃消化不良、脹氣或是腰酸背痛，
都是上腹輪失衡的訊息。上腹輪失衡時，容易讓人感到懶洋洋、對於
生活與工作失去熱情，想要改善這樣消極、沒有動力或意願的狀態，
需要多做上腹輪的瑜伽練習。

蝗蟲飛翔

1 趴姿在地板上,額頭輕點地,雙手
十指互扣輕握拳在背後。

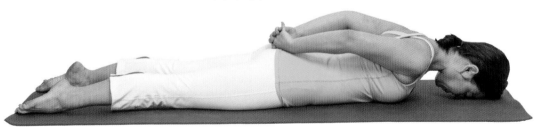

> *Tips* > 如果有腰痠的情況,
> 可在肚子下方墊一條毛巾。

2 吸氣，肩膀往後夾並帶起上半身，同時雙腳
往正後方延伸拉長並離開地面，只剩腹部支
撐於地板，停留 8 個呼吸。

> *Tips* ＞做這個動作如果感到很累，可
> 以從停留 5 個呼吸開始練習。

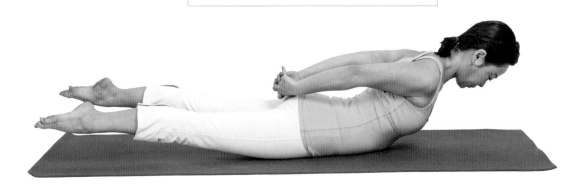

3 鼻子吐氣，回到趴在地上的姿
勢，重複這樣的循環 5 次。

動態的能量強化練習
划船吐吐

1 躺姿在地板上,雙手手掌
朝上方,雙腳併攏。

2 吸氣,下巴微微往內收,肩
膀輕輕地拉離開耳朵。

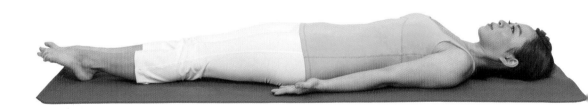

3 嘴巴吐氣，視線持續往肚皮的方向看，將肚子往內縮並帶起上半身和雙腳延伸離開地板。

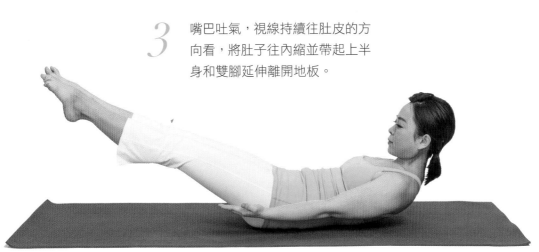

4 吸氣，輕輕的將身體放回到地板上。

5 重複步驟 2 ～ 4 的動作 30 次。

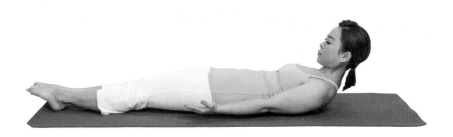

Tips ＞如果有腰酸的情況，可以先不要抬腳，將上半身帶起就好。

靜心調息

　　動作結束後，回到坐姿，調整呼吸，保持脊椎拉長延伸，進行五分鐘的靜心調息，將有助於能量的凝聚與恢復。

⊙ **想著代表的顏色**：黃色

⊙ **唱誦代表共振音**：ㄝ

⊙ **精油塗抹的部位**：上腹部

⊙ **精油的選擇**：香氣的能量來自於植物的莖葉，生薑、茴香、薄荷、羅勒、迷迭香、牛至、山雞椒、胡荽葉。這些都是比較屬於香料類的香氣能量，同時能夠提供給消化與轉化能力，更能給予我們專注且持續的能量來完成自己的目標。

⊙ **凝聚正能量語錄**：

我擁有完美自發的行動力，我的快樂豐富了自己與他人。

人們會自然地在我身上發現勇氣與毅力。

我的熱忱像磁鐵一樣吸引我想吸引的人，我擁有自信。

我的時間創造財富，財富創造時間。

我的每一個層面充滿了愛與光明。

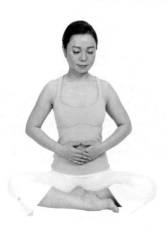

呼吸與上背
的放鬆練習

　　心輪代表生活的順遂度，當生活感到不順心時，往往會伴隨著胸悶、呼吸困難、呼吸淺短等現象；心輪的平衡與否也呈現出我們對生命承受度的表現。想要讓心境更開闊、讓生活更順心愉悅，從平衡心輪開始。

麻花腳伸展

1 身體躺在地板上，右腳交
疊在左腳上方，雙手環抱
雙腿靠近身體。

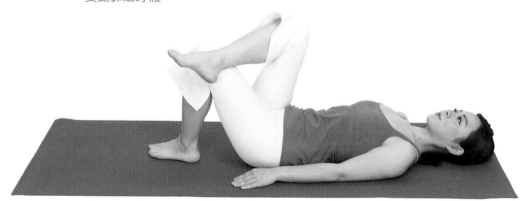

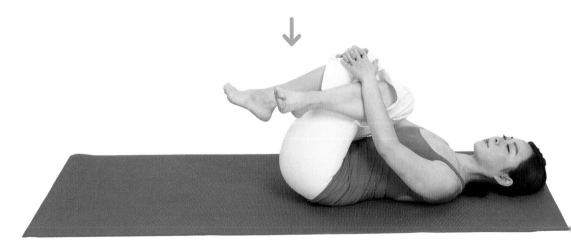

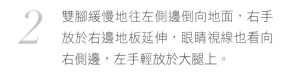

2　雙腳緩慢地往左側邊倒向地面，右手
　　放於右邊地板延伸，眼睛視線也看向
　　右側邊，左手輕放於大腿上。

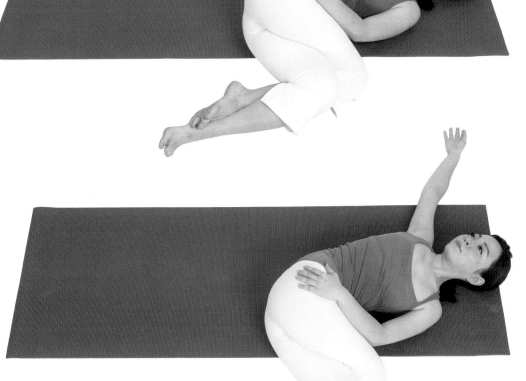

3　感受呼吸，停留 5 分鐘
　　後，再換邊進行。

動態的能量強化練習

手臂延展

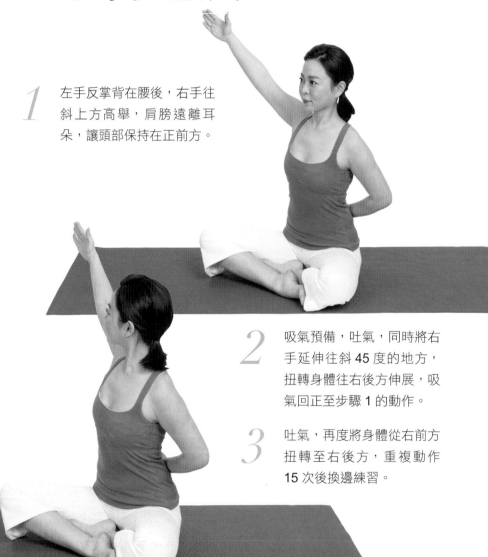

1 左手反掌背在腰後，右手往斜上方高舉，肩膀遠離耳朵，讓頭部保持在正前方。

2 吸氣預備，吐氣，同時將右手延伸往斜 45 度的地方，扭轉身體往右後方伸展，吸氣回正至步驟 1 的動作。

3 吐氣，再度將身體從右前方扭轉至右後方，重複動作 15 次後換邊練習。

靜心調息

　　動作結束後，回到坐姿，調整呼吸，保持脊椎拉長延伸，進行五分鐘的靜心調息，將有助於能量的凝聚與恢復。

⊙ **想著代表的顏色**：綠色

⊙ **唱誦代表共振音**：喔

⊙ **精油塗抹的部位**：兩胸之間膻中穴

⊙ **精油的選擇**：心輪的香氣能量來自於植物的樹皮枝，茶樹、桂皮、沒藥、羅文沙葉等等。透過這些樹皮枝的植物能量，能夠幫助我們回到自己的心，從心去發現自己的需要，好像是閉上眼睛用心去感受風的能量般，重建對自己的自覺與信心。從心的關注自己所需，安住回自己的心。

⊙ **凝聚正能量語錄**：

我接納並接受每一個層面的自己。

我放鬆我自己，我讓自己進入內在的平安與寧靜。

我彰顯我的愛，我體驗愛、選擇愛。

我的存在就是愛，我以寧靜平安的心對待自己與別人。

我會好好愛自己，我值得愛，我讓愛與慈悲進入我的生活。

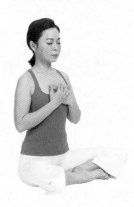

| 緩解緊張焦慮的情緒 |

肩頸與喉嚨
的放鬆練習

　　當我們長期處於在壓力之下，常會用「這樣的狀態真的讓我喘不過氣」來形容，如果我們常處於緊張的狀態，我們也會說「我真的是緊張到無法呼吸了」，在在顯示緊張壓力的情緒與喉輪的關係，想要讓身心放鬆，從平衡喉輪的瑜伽練習開始吧！

静態的能量恢復練習

平衡魚式

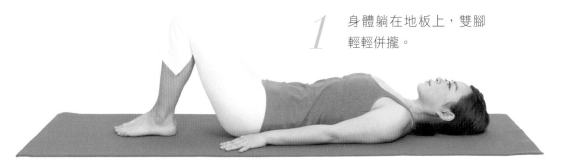

1 身體躺在地板上，雙腳
輕輕併攏。

2 手掌握拳、手肘彎曲撐地於身體兩側。吸氣，手肘
輕輕推地，臀部在地板上，後腦勺往下滑動，幫助
頭往後仰。找到頭頂可支撐的位置後，停留在這裡
深呼吸，可停留 3 ～ 5 分鐘的時間。

> *Tips* ＞如果無法將頭獨力支撐在地板上，
> 可以捲一條毛巾枕在胸口後方。

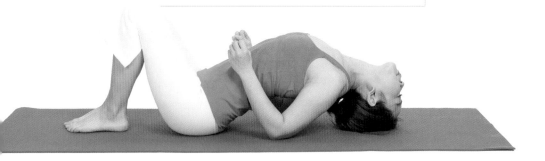

動態的能量強化練習

三腳貓背伸展

1 預備動作，四足跪
姿於地板上。

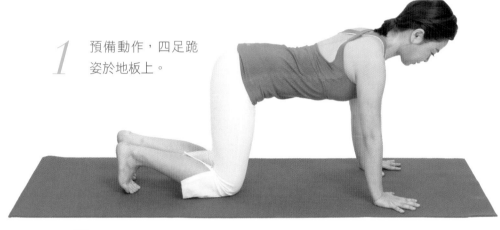

2 吸氣，延伸脊椎，拉長腹部，脖子往上延伸，
眼睛看眉心，左腳往後上方拉長延伸。

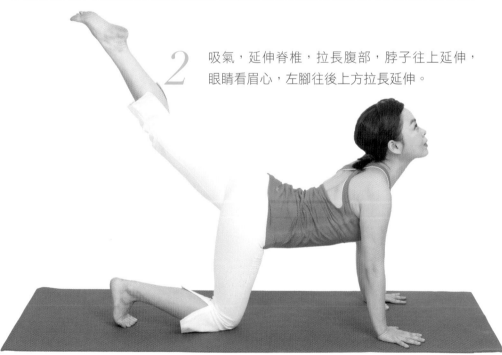

3 吐氣，頭低，拱背，下巴往胸前靠近，眼睛看鼻尖，
頸椎後側拉長，左腳膝蓋輕輕觸碰額頭。

> *Tips* ＞如果膝蓋無法碰到額頭也沒關係，
> 讓額頭與膝蓋可以盡量靠近即可。

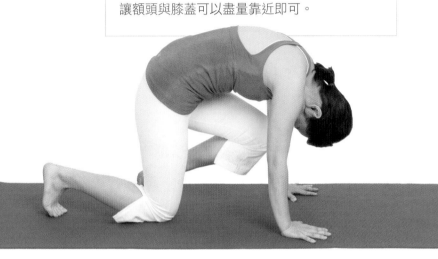

4 重複步驟 2 ～ 3 的動作，共 7 次，再
換腳，再重複 7 次。結束後，臀部坐回
到腳跟，回到嬰兒式休息。

> *Tips* ＞膝蓋會感到不適，或是膝
> 蓋曾受過傷的人，可在膝蓋下方墊
> 毛巾。

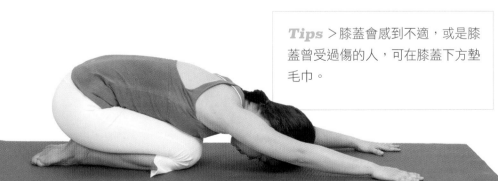

靜心調息

　　動作結束後，回到坐姿，調整呼吸，保持脊椎拉長延伸，進行五分鐘的靜心調息，將有助於能量的凝聚與恢復。

⊙ **想著代表的顏色：**藍色

⊙ **唱誦代表共振音：**啊

⊙ **精油塗抹的部位：**脖子、肩頸

⊙ **精油的選擇：**香氣的能量來自於植物的樹葉，尤加利、薄荷、冷衫、萊姆、絲柏、醒目薰衣草。當開始覺得呼吸不順暢，這些明亮且鮮明的氣味，能夠讓我們的情緒穩定下來，為自己創造一個內在的空間，在這一個療癒空間裡，你可以自由的呼吸，感覺身心放鬆並且被寧靜穩定的能量所包覆著。

⊙ **凝聚正能量語錄：**

我了解宇宙的聲音就是我內在的聲音。

我真心地表達我自己，我追隨我內在的聲音。

我欣賞每一個人的特質，我發現他們美好的位置。

我的身體與心靈互相溝通完美。

我聆聽心靈的歌唱，所有的演化都是豐盛的。

我真誠的讚賞別人，我演奏讚賞的旋律。

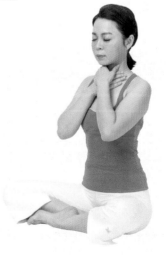

| 找回清晰的思考力與洞察力 |

大腦與五官
的深層放鬆練習

　　眉心輪在生理系統上影響了我們的大腦、小腦與中樞神經等,包括眼睛、耳朵、鼻子、嘴巴、松果體與腦下垂體等等,是我們肉身的指揮中心。在事業與生活中對應到的是我們領導管理的能力,大至上司對下屬的管理,小至對自己物品、文件、資料等等的管理,都是屬於眉心輪所負責的範圍。想要有良好的管理能力與清明的思緒,一切先從平衡眉心輪開始!

兔式延展

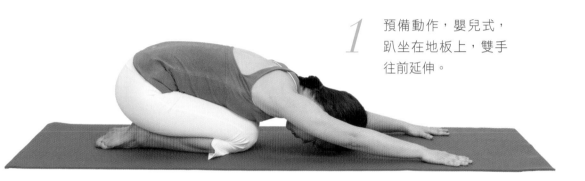

1　預備動作，嬰兒式，趴坐在地板上，雙手往前延伸。

2　吸氣，下巴往內收，慢慢將頭頂點地，臀部同時離開地板，雙手放於身體兩側。先輕輕前後挪動頭頂，按摩頭部。

> *Tips* ＞如果按摩頭頂感到很痠痛的人，可以多按摩一會兒，覺得比較舒服時，再進入到下一個動作，或是也可以只停留在這個動作。

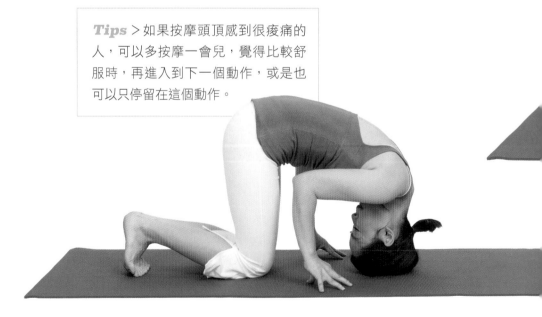

3 雙手離開地板往背後互扣，再往天空的方
向拉高，保持穩定的呼吸，停留 3 分鐘。

> *Tips* > 當頭在地板上的時候，避免
> 轉動或移動脖子，以免受傷。

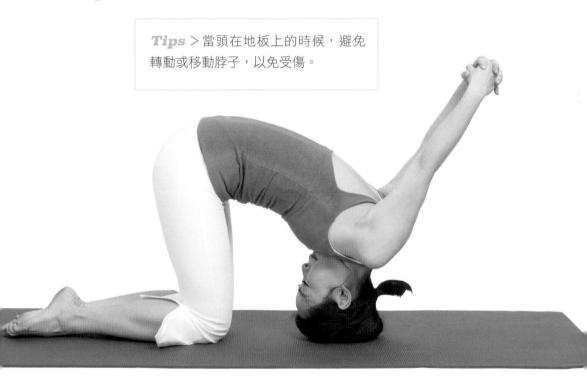

動態的能量強化練習

青蛙跳水

1 雙腳打開比臀部寬,雙腳膝蓋、
腳趾頭朝向外側,雙手放在身
體前方的地板上,呈青蛙蹲姿。

Tips > 青蛙蹲姿時,會感覺到
大腿內側骨盆底的伸展,如果蹲
著時會感到吃力,可以在臀部下
方墊一條厚毛巾。

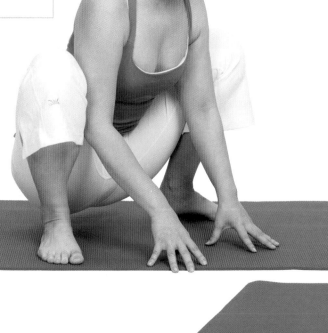

2 吸氣，將雙腳伸直，臀部抬高離開大腿，雙手輕點地板。吐氣，將身體帶回步驟 1 的青蛙蹲姿。配合呼吸，重覆步驟 1～2 的動作，共 30 次。

> *Tips* ＞腿伸直時會感覺到大腿後側的伸展，如果覺得腿後側太緊，可以微彎膝蓋，不要勉強打直，以免受傷。

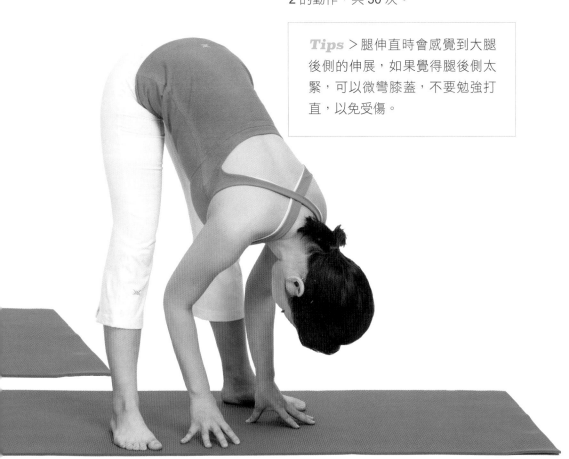

靜心調息

　　動作結束後，回到坐姿，調整呼吸，保持脊椎拉長延伸，進行五分鐘的靜心調息，將有助於能量的凝聚與恢復。

⊙ **想著代表的顏色**：靛色

⊙ **唱誦代表共振音**：嗡（ＯＭ）

⊙ **精油塗抹的部位**：眉心、太陽穴

⊙ **精油的選擇**：香氣的能量來自於植物的果皮，野橘、葡萄柚、萊姆、佛手柑、青檸。這些來自於植物果皮的能量，能夠提供我們感到新鮮與亮麗，這樣令人愉悅的香氣可以活化海馬迴、激勵左腦思考。果皮的香氣能量，可以給予感官與覺知活力和支持，會讓我們擁有清楚的思路來進行邏輯性的思考。當你覺得工作到頭昏眼花的時候，不妨來點檸檬或萊姆，可以避免陷入更深層的困惑，幫大腦做舒服的 SPA。

⊙ **凝聚正能量語錄：**

我在這裡，我知道我是誰。

每一個時刻，我總是站在最好的位置上。

我傾聽我內在的智慧，我順從內在的指引。

我信任我的直覺。

我要的答案連結宇宙光明，洞見自然在心中。

我知曉一切事件的元素與本質。

我運動、吃光的食物，宇宙靈流流入我身體。

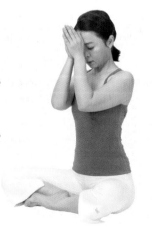

| Column |

提升每日能量
的瑜伽練習

　　古印度的瑜伽行者認為在一天的開始和即將結束的時候，是天地陰和陽的交會，這個時候的空氣中充滿了生命的能量，此時練習「拜日式」，不但是對太陽的尊敬，同時也可以吸收到更多的能量，讓我們充滿活力。

　　拜日式的動作除了是脊椎的前後彎曲延展，同時也伸展我們全身的每個肌肉、血管和神經，放鬆關節和按摩所有的內臟器官，更可以幫助我們平衡自身的脈輪系統，不僅有助於幫助吸收生命的能量，更可以喚醒內在的練習。

　　在每一次的練習，都要保持專注的心並完全的放鬆，讓身體的緊繃和壓力隨著一吸一吐之間慢慢地消失，並保持動作的流暢度與和諧。練習時也可以藉由改變呼吸的方式，平衡並恢復身體的失衡狀況。

　　早晨的拜日式練習，可以幫助我們喚醒身體機能，提供身體一天所需的活力和能量；晚間的拜月式練習，可以幫助平衡交感和副交感神經，平復紛擾的思緒，幫助睡眠。拜日式與拜月式皆涵蓋了七大脈輪的練習，是瑜伽體位法中最重要也是最基本的功法之一，非常建議大家每天都可以進行練習。

早晨的拜日式練習

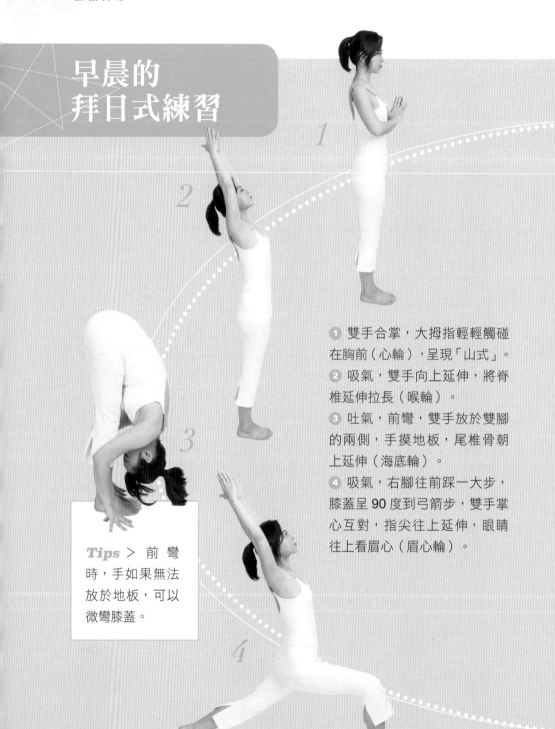

1

2

3

4

Tips > 前彎時，手如果無法放於地板，可以微彎膝蓋。

❶ 雙手合掌，大拇指輕輕觸碰在胸前（心輪），呈現「山式」。

❷ 吸氣，雙手向上延伸，將脊椎延伸拉長（喉輪）。

❸ 吐氣，前彎，雙手放於雙腳的兩側，手摸地板，尾椎骨朝上延伸（海底輪）。

❹ 吸氣，右腳往前踩一大步，膝蓋呈 90 度到弓箭步，雙手掌心互對，指尖往上延伸，眼睛往上看眉心（眉心輪）。

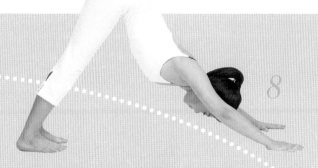

⑤ 閉氣,右腳往後踩到左腳旁,呈「平板式」(喉輪)。

⑥ 吐氣,膝蓋點地,身體往前挪,手肘彎曲貼地,胸和下巴貼地,呈「八點敬拜式」(上腹輪)。

⑦ 吸氣,雙手撐地,延伸脊椎,讓耳朵離開肩膀,來到「眼鏡蛇式」(下腹輪)。

⑧ 吐氣,身體往上推,尾椎骨朝上延伸,來到「下犬式」(喉輪)。

⑨ 吸氣,回到步驟 1 的「山式」,再重複步驟 2 ～ 8 的動作,步驟 4 換另一隻腳往前呈弓箭步。一套完整的練習,需重複 6 回合(左右各一次,為一回合)。

> *Tips1* > 讓身體呈一直線,注意不要聳肩、腰部不下陷。
>
> *Tips2* > 剛開始練習感到吃力的人,也可以將膝蓋放於地板上。

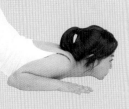

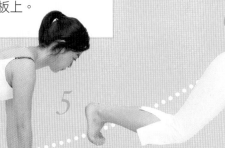

夜晚的
拜月式練習

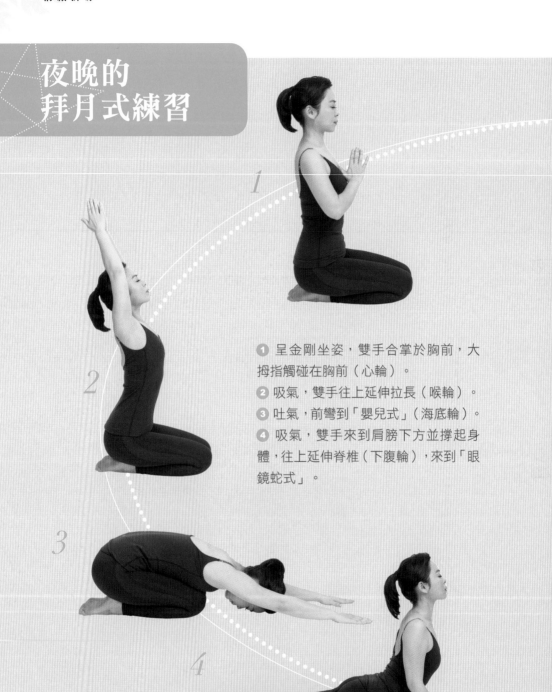

① 呈金剛坐姿，雙手合掌於胸前，大拇指觸碰在胸前（心輪）。

② 吸氣，雙手往上延伸拉長（喉輪）。

③ 吐氣，前彎到「嬰兒式」（海底輪）。

④ 吸氣，雙手來到肩膀下方並撐起身體，往上延伸脊椎（下腹輪），來到「眼鏡蛇式」。

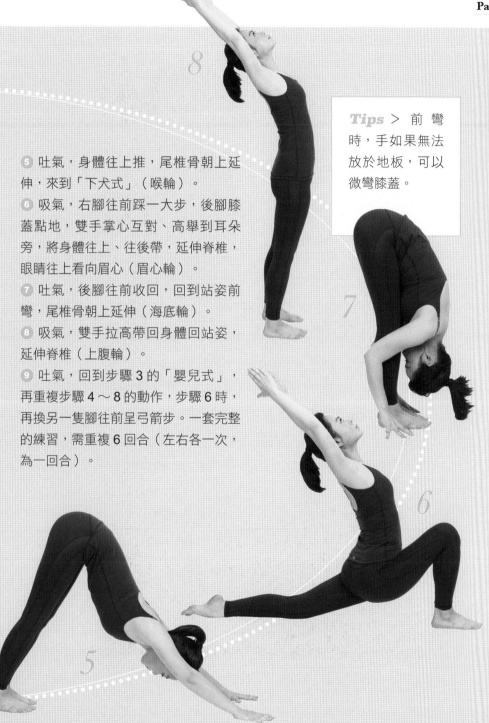

⑤ 吐氣，身體往上推，尾椎骨朝上延伸，來到「下犬式」（喉輪）。

⑥ 吸氣，右腳往前踩一大步，後腳膝蓋點地，雙手掌心互對、高舉到耳朵旁，將身體往上、往後帶，延伸脊椎，眼睛往上看向眉心（眉心輪）。

⑦ 吐氣，後腳往前收回，回到站姿前彎，尾椎骨朝上延伸（海底輪）。

⑧ 吸氣，雙手拉高帶回身體回站姿，延伸脊椎（上腹輪）。

⑨ 吐氣，回到步驟 3 的「嬰兒式」，再重複步驟 4～8 的動作，步驟 6 時，再換另一隻腳往前呈弓箭步。一套完整的練習，需重複 6 回合（左右各一次，為一回合）。

Tips > 前彎時，手如果無法放於地板，可以微彎膝蓋。

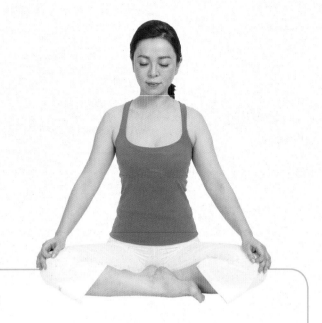

心輪呼吸練習

讓身體自然地坐在椅子上或地板上，脊椎拉長、肩膀和眉心都放鬆。雙手掌心朝下，大拇指與食指輕輕地碰觸在一起，其餘的手指自然的放鬆輕放於大腿上。

閉上眼睛，放鬆身體，用鼻子吸氣，再用嘴巴慢慢的將氣吐掉，讓這一個呼吸的過程是溫柔的，不需要太用力。吸氣的時候想像從頭頂把宇宙的能量、光明吸入身體，一直到胸口、心輪的位置。如果這樣的想像很困難，你可以感覺好像用蓮蓬頭沖澡一般，蓮蓬頭出來的水就好像是宇宙的能量。

嘴巴吐氣的時候，把這閃亮的光芒從你的心輪往四面八方散發出去，好像是蠶寶寶吐絲一樣，透過一次又一次的呼吸，亮晶晶的光芒不斷透過吐氣把自己團團的包圍住，感覺你身處在光中，感覺你是安全的、寧靜的。

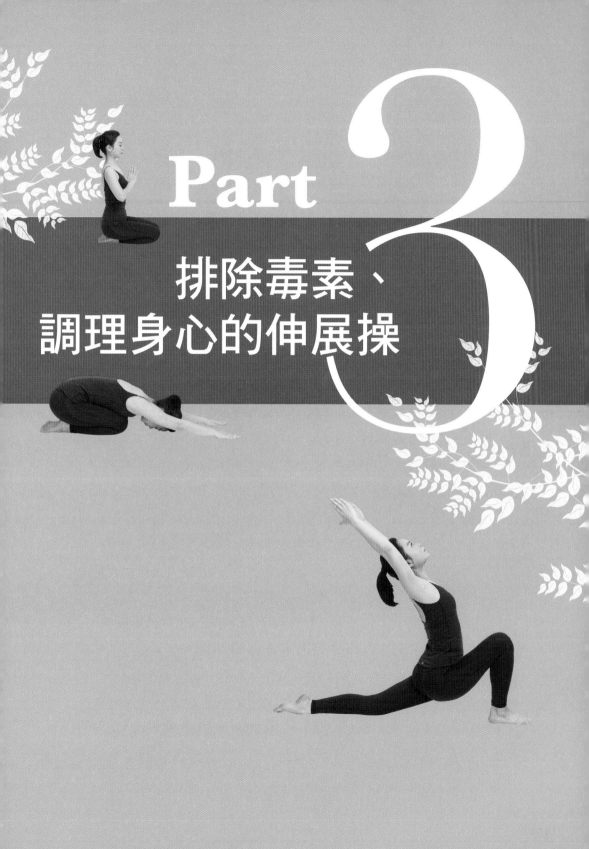

Part 3

排除毒素、調理身心的伸展操

恐懼、悲傷、失望、憂鬱

趕走負能量的伸展練習

　　心輪對應到我們的心臟，是胸腔內最重要的器官，而心臟又與胸腺息息相關，是免疫系統 T 細胞的形成要素。免疫系統主要的功能是對抗外來有害的物質，不讓身體造成傷害。因此免疫系統也代表著保護自己不受外在侵略的能力，如果免疫系統失去原有的平衡，能量過度擴張，會發生過敏的現象；如果能量萎縮，則容易受到感染。

　　如果我們時時感受到正面且包含愛的情緒，能讓免疫功能變得更好，並能夠有足夠的能量來擊退入侵身體的病菌。但是，如果不斷的對自我產生負面的情緒，如悲傷、不喜歡自己、厭惡等等，就很容易生病或是感冒。由此可以清楚地知道，情緒狀態具有增強或減弱胸腺的功能，自然的就會影響到我們的免疫系統。

　　有些人長期的過度保護自我，會不自覺的用一道防護牆把所有情緒封閉起來，以為以武裝的心，就可以避免傷害和攻擊，但卻忘了同時也隔絕了溫暖與愛的流動。

　　雙手（包含手臂），是我們對外伸手擁抱和觸碰他人的部位，也是用來抵抗或保護自己的部位，平衡順暢的心輪能量會透過胸腔向上進入到肩膀和手臂，同時也會延伸到頸部與臉部。要讓我們的心輪達到一個平衡的能量形式，需要的是願意打開自己的心，透過放鬆胸部、上背、肩頸等部位，同時釋放那些自己無法處理而壓抑的情緒，像是恐懼、悲傷、失望、憂鬱等。學會打開心，接受每一個層面的自己。

趕走負能量的伸展練習

蝴蝶腳

1 將浴巾摺成長條狀，枕在肩膀腋下的位置，雙手枕在後腦勺。

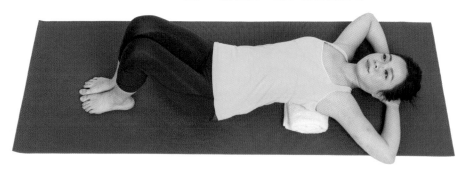

2 ❶雙腳併攏踩地，往兩側打開來，在這個動作進行呼吸。

❷吸氣，感覺胸口心輪的位置往四面八方擴張，好像一顆翠綠色的綠寶石，開始閃閃發亮。

❸吐氣，感覺擴張的位置放鬆，並將此放鬆感覺從胸口往後延伸到背部。重複這樣有覺知、有意識的停留 5 分鐘。

> *Tips* > 過程中，枕在頭下方的手臂如果麻了，可以隨時解開來動一動。

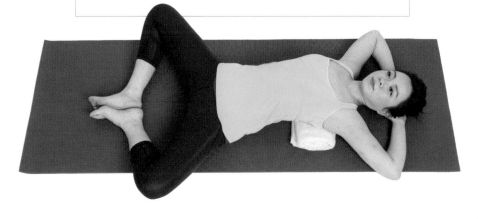

趕走負能量的伸展練習

趴姿拉肩背

1 身體趴在地板上，左手往左側打開、右手扶地置於胸旁，手掌打開大大的，讓每一個指頭都分開來。頭轉看右邊，雙腳往前方伸直，左耳朵貼地，感覺從兩胸之間心輪的位置往左手臂的方向延伸拉開來。

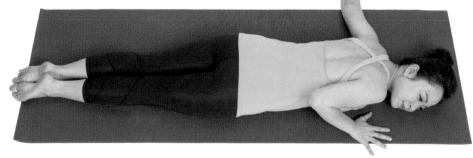

2 將身體往後，臀部放於地板，右手扶於背後地板或反掌背在左側腰上，同時將左手往後方延伸拉長，避免擠壓到肩關節。停留，呼吸約 5 分鐘，每一個吐氣從胸口、肩胛骨、心輪的位置放鬆。

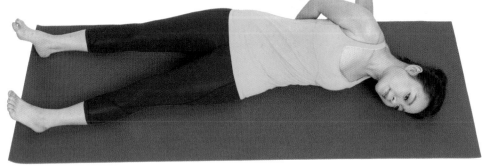

替代動作

如果肩頸、胸口太緊繃無法將腳往後踩的
人，可以先將雙腳屈膝放在腹部的前方，
再慢慢側身翻轉。

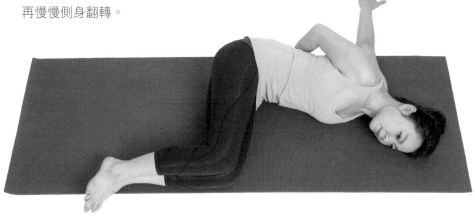

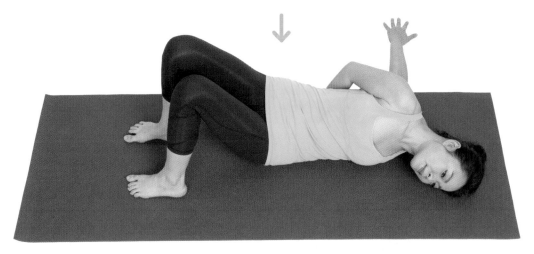

趕走負能量的伸展練習

貓背伸展

1 讓身體呈四足跪姿，手掌位於肩膀正下方，而膝蓋位於髖關節的正下方，手掌要完全的展開來，手肘微微彎曲。

> **Tips** ＞手肘需微彎，注意不要打直將肘關節「鎖死」，以保持能量的暢通。

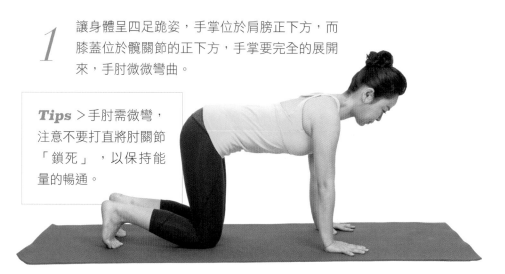

2 吸氣，將鎖骨往兩側打開，打開胸口，延伸脊椎，感覺從下腹部開始延伸到頸部，眼睛往上看向眉心。

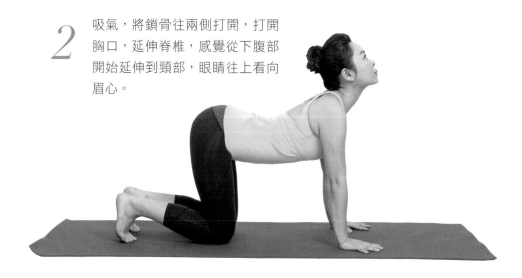

3　吐氣，肚子微微往內縮，捲骨盆往下，拱背、肩膀遠離耳朵，頭低，讓下巴盡量靠近胸口，視線看到鼻尖的位置。

Tips ＞練習時，放慢呼吸，把覺知帶到心輪的位置，透過每一次的吸吐試著從心裡慢慢的打開緊繃的地方。

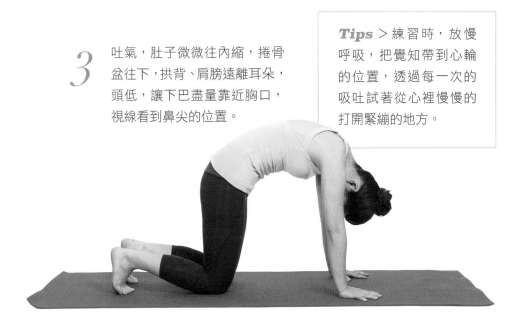

4　再次吸氣，回到步驟 2 的動作，重複這樣緩慢的呼吸伸展動作 8 次。

Tips ＞把注意力放到脊椎上方，留意每一個移動時身體的變化，接受每一個層面的身體與情緒。

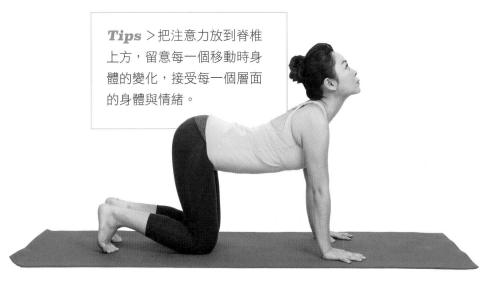

趕走負能量的伸展練習

開手畫彩虹

1 側躺，左手枕在耳朵的下方，右手
往側邊伸直，膝蓋彎曲呈 90 度。

2 吸氣，右手拉高指向
天空，肩膀遠離耳朵。

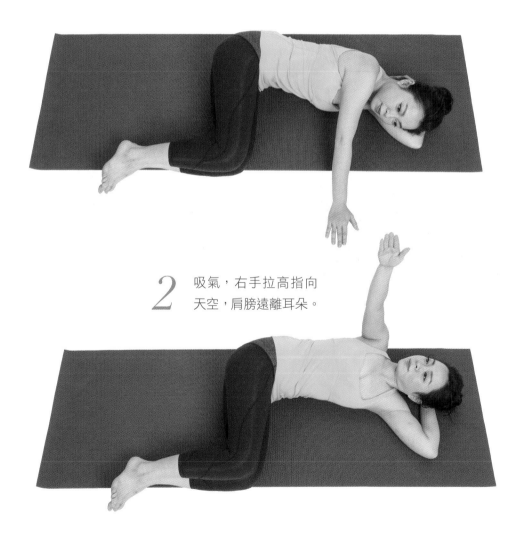

3　吐氣，右手帶動身體轉向右側，從心
輪開始放鬆，感覺從右胸前延伸到右
腋下，並將這個放鬆的感覺延伸到腋
下、右手臂到整個右手掌。

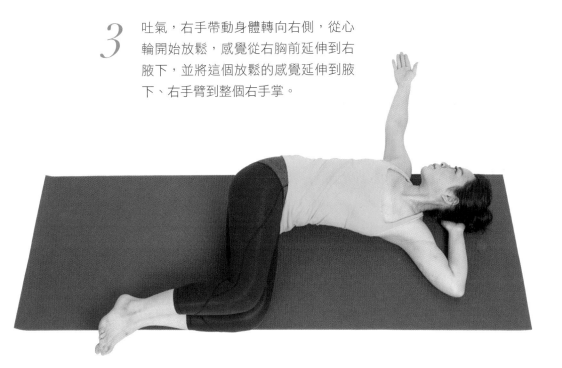

4　吸氣，再將右手拉回指向天空，吐氣，
再讓右手回到右邊的地板上。配合呼吸，
重複此動作共 8 次。再換邊進行。

左右鼻孔交替呼吸法

「左右鼻孔交替呼吸法」(Nadi Suddhi Pranayama)，我們也稱為「氣脈淨化呼吸法」。

右鼻孔可以啟動右脈（Pingala Nadi），比較偏向於身體機能運動的功能。利用右鼻孔呼吸，主要目的是增加身體的能量，同時也可提高消化系統功能、提升神經系統的傳導，特別是交感神經系統，它也是幫助提升身體代謝的好方法。

左鼻孔可以啟動左脈（Ida Nadi），利用左鼻孔呼吸練習，主要可以達到平靜和放鬆，特別是交感神經系統，比較偏向情緒、心靈的能量。

【身體層面的改善】

1 潔淨鼻道和平衡大腦的呼吸模式。
2 幫助身體增加了活力。
3 可以平衡交感和副交感神經（自律神經系統）。
4 幫體內的氣脈做到淨化的呼吸法。

【心靈層面的改善】

1 讓心靈穩定寧靜，思緒清晰和注意力集中。
2 清除氣脈的堵塞、平衡左右氣脈。

【練習方式】

Step ❶：感到舒服的坐姿。

Step ❷：將大拇指與無名指輕放在鼻翼的兩側。（大拇指按住右側鼻翼，無名指按住左側鼻翼）

Step ❸：先用大拇指按住右鼻翼，用左鼻孔吸氣四秒；再用無名指按住左側鼻翼，放開大拇指從右鼻孔吐氣四秒。

Step ❹：左吸右吐、右吸左吐，為一回合，依照自己的呼吸節奏，進行八回合的練習。

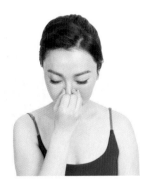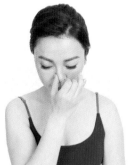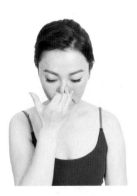

> *Tips* ＞透過這個呼吸法練習，可以發現自己目前是哪一邊的脈輪能量比較旺盛（左右邊鼻孔哪邊比較通暢），如果發現一邊有阻塞的狀態，可以把毛巾捲起來夾在對側邊的腋下（右鼻孔阻塞時，毛巾夾左腋下；左鼻孔阻塞時，毛巾夾在右腋下），透過覺察有意識地調和左右脈的能量平衡。

肩頸僵硬 、 情緒壓抑 、 內心鬱悶

釋放肩頸壓力
的伸展練習

　　喉輪和心輪都與我們的上半身有著密不可分的關係。喉嚨是身和心兩者的溝通管道，喉嚨部位所發生的相關症狀，大致上都是因為我們不願意接受事實而產生內在的矛盾，或想對外表達的情緒無法得到釋放……，不論是正面或負面，這樣的能量累積在喉嚨過多時，強硬地吞下不滿或壓抑，都很容易讓頸部和相對的腺體產生過度擴張或萎縮的情況，如果越是將這樣的情緒和衝突藏在心裡，久了，肩膀也就開始緊繃或僵硬了。

　　我們常會用「一肩扛起所有的責任」，來表示對事情的態度。當我們過度背負他人的問題或是挑起不屬於自己的責任時，僵硬或解決不了的痠痛就會發生在肩膀上。駝背多半是因為承受了過重的困境或是對自己的作為感到內疚；恐懼的時候肩膀也會不自覺的向上提高、往前屈曲，這時內心大多是充滿了恐懼和焦慮。

　　緊繃的肩膀意味著，你對別人有太多的義務，那麼你自己呢？你有將時間留給自己嗎？你有關注到自己的問題嗎？是不是該透過這樣的發現，把某件事或某個人從自己的肩膀上放下來呢？

　　鬆綁上半身的前提是必須學會回到自己的立場與身上，如實地面對自己，給予自己所需要的，學會放下、學會放手，你將會發現，長期困擾你的肩頸痠痛，會不藥而癒。

釋放胸背緊繃的伸展練習

手臂延展停留

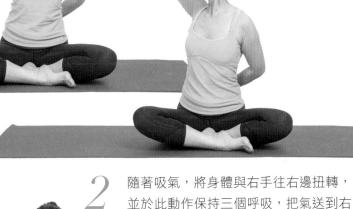

1 左手反掌背在背後，右手往斜
上方高舉，肩膀遠離耳朵。

2 隨著吸氣，將身體與右手往右邊扭轉，
並於此動作保持三個呼吸，把氣送到右
邊的胸部與背部，放鬆緊繃的位置。

3 吸氣，將手與身體帶回中間，吐
氣，將右手放鬆回到身體側邊。

4 複步驟1～4的動作，練習5次，
再換邊。

> *Tips* ＞如果肩膀上方過於
> 痠緊，手的位置可以先放低
> 一點，不用舉太高。

釋放肩頸壓力的伸展練習

肩頸伸展

1 坐姿，雙腳彎曲踩在地板上，打開
比肩膀寬。雙手反掌放在腰際兩
側，手肘輕靠於大腿。

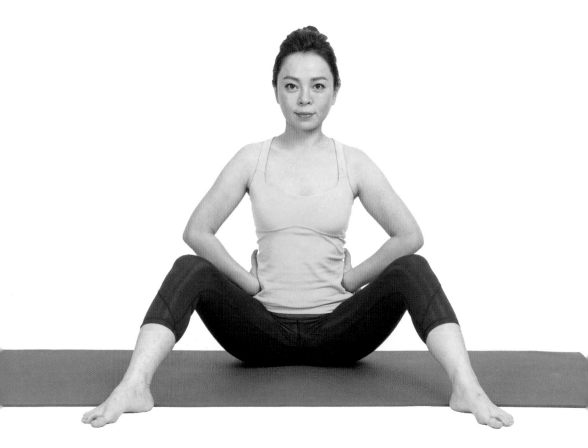

2 分別將左右手的手肘放入
大腿內側，讓膝蓋內側卡
住手肘的位置。

> *Tips* ＞此動作會
> 伸展到肩膀的上方
> 與後方。

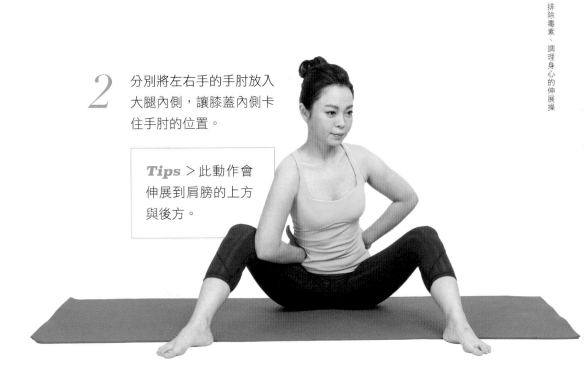

3 頭低，放鬆脖子和脊椎。吸氣，吐
氣再輕輕將大腿往內夾，加深伸
展，停留 5 分鐘。

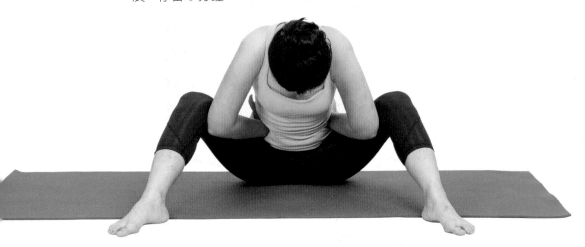

釋放肩頸壓力的伸展練習

蝴蝶結伸展

1 趴姿，雙手打開與肩膀同寬，手肘
貼地，輕輕的將身體推高。

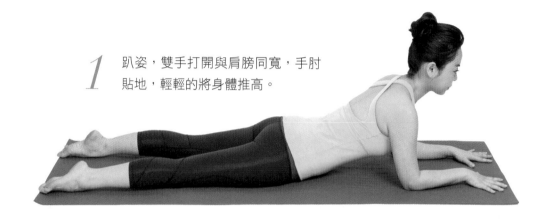

2 將左手心朝上，拉長延展放在右邊腋窩
下方，右手往前方伸直放到地板上，讓
身體完全趴於地板上放鬆。

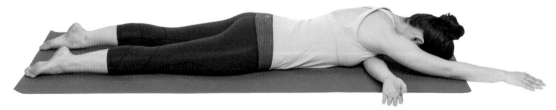

Tips ＞如果覺得呼吸困難，或是肩膀、脖子不舒
服，可以將枕頭或是瑜伽磚枕在額頭下方。

3 再將右手往左側邊延展，保持自然的呼吸，原地停留 5 分鐘。

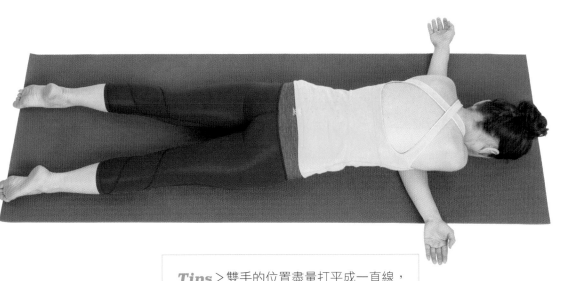

Tips ＞雙手的位置盡量打平成一直線，好像用雙手打一個蝴蝶結一般。

釋放肩頸壓力的伸展練習

仰頭深呼吸

1 跪姿，膝蓋打開與骨盆同寬，腳趾頭踩地，雙手手掌扶在臀部下方或是大腿的後方。

2 吸氣，打開胸口，頸椎拉長、仰頭，微微的往後彎。放鬆吐氣，頭低、下巴靠近胸口，身體再回到跪姿的位置。

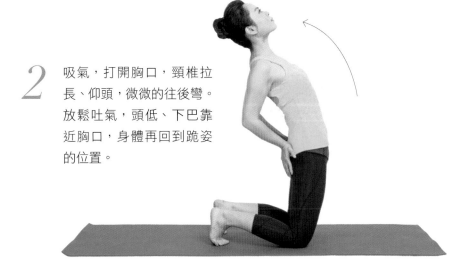

3 吸氣再次打開胸前側，後方的肩胛骨往中間胸椎的方向集中，頸椎延伸後仰，拉長頸部前側，吐氣，下巴收，身體再回到跪姿的位置。重複這樣的吸吐 **12** 次。

> *Tips* ＞讓脊椎適時的後仰，會幫助放鬆各個椎體和刺激脊髓神經，當你後仰的時候，頸部前側完全的伸展，可以幫助刺激甲狀腺體和胸腺。

4 結束後，臀部坐回到小腿上，嬰兒式放鬆休息。

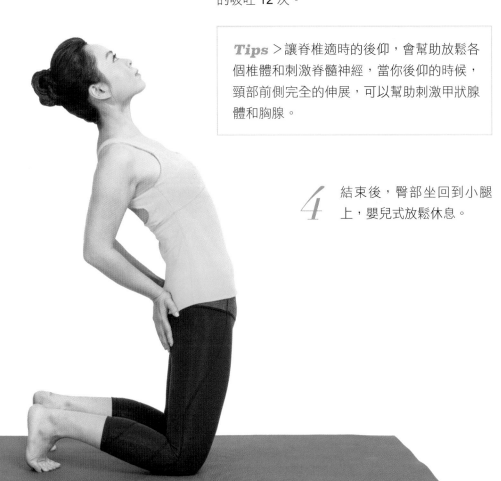

蜜蜂呼吸法

　　蜜蜂呼吸法（Bhramari Pranayama），可以幫助平靜內心，降低緊張、憤怒、焦慮、失眠，同時也可以幫助降低、穩定血壓。蜜蜂呼吸法的練習會幫助加快身體組織的癒合，所以常被當作受傷或手術後的復原練習。

　　蜜蜂呼吸法的練習也可以降低罹患咽喉疾病，尤其是甲狀腺體，因為在這樣的一個調息練習中，需要透過聲帶創造一個聲音而產生共鳴，透過這個音波的震動可以刺激副交感神經系統，幫助肌肉放鬆，所以蜜蜂呼吸法是一個對身體和心靈都很有幫助的調息練習。

【練習方式】

❶盤坐或是呈舒服的坐姿，脊椎延伸拉長。

❷輕輕閉上眼睛，進行幾次深呼吸，嘴巴輕輕地閉上，要注意口腔和牙齒也都要放鬆。

❸從鼻子平均且均勻的吸氣，吸氣的長度可以維持到 4 秒，吐氣的時候發出 m 的聲音，好像是蜜蜂拍動翅膀的聲響般。持續練習 5 分鐘。

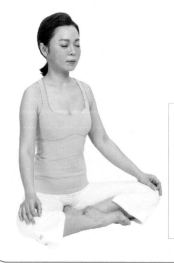

> *Tips* ＞一開始先練習讓吸和吐的比例一樣長，吸氣 4 秒、吐氣 4 秒，吐完氣之後再連接著吸氣，一樣是在吐氣的時候發出像蜜蜂拍動翅膀的聲響，聲音應該是深沉、平穩順暢的。

穩定情緒
的伸展練習

　　海底輪的能量往下連結大地，是我們安全感和原始生存能量的主要來源。海底輪、下腹輪也是我們骨盆的所在處，骨盆位於身體的中央，負責維持脊椎和上半身的穩定，往下又連接雙腿，保持我們的行動力，擔任連接上半身和下半身的重要環節，因此維持骨盆的正確位置與功能，將是身心健康不可或缺的重要因素。

　　我們人的結構好比是一棵大樹，雙腳是樹根，樹幹是我們的脊椎，而枝葉是我們的雙手。想像如果這棵大樹的根被強風吹起，部分裸露在地表上時，一有風吹草動，整棵樹就會搖搖欲墜。同樣道理，當身體的海底輪失衡不穩定的時候，就會感到莫名的不安恐懼、無法相信自己，當這些情緒開始產生時，累積下來就會變成焦慮、憂鬱、精神緊張等。

　　同時也會出現類似的生理現象，例如極度疲倦、失眠、無力、腰痠背痛、沒有胃口或是胃口特別好、便祕等等，這都是因為內在和大地失去連結所產生的結果，想要得到療癒，就必須先學會放鬆，重新和身體做朋友，建立起與自己的良好關係，也可以多到戶外走走、脫掉鞋子踩踩草地、環抱大樹，都是與大地連結的方式。

穩定情緒的伸展練習

連接大地

1 躺姿,膝蓋彎曲,雙腳打開與骨盆同寬,雙手輕放於身體兩側,掌心朝上。

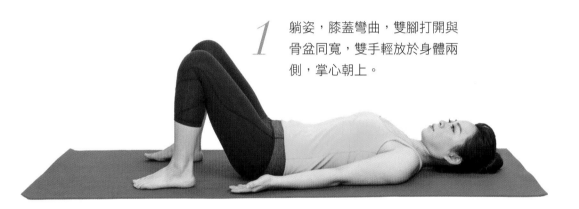

2 吸氣,腳掌輕推地板,捲骨盆,腰先貼地再讓骨盆慢慢離開地板,再將身體微微帶起。

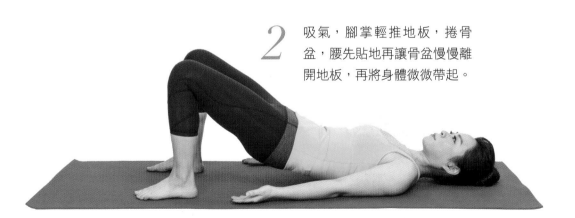

3 持續吸氣，繼續將身體往上帶起，慢慢將腰椎和胸椎帶離開地板，想著把骨盆前側平均的推向天空。

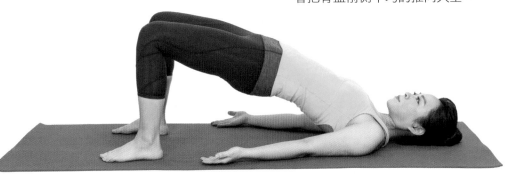

Tips ＞骨盆推離開地板的同時，感覺雙腳往地板的方向紮根，緊緊地與大地連結。

4 吐氣，緩慢的將骨盆底肌群收縮，肚子往內凹，有順序的從胸口、上背、下背到骨盆，一節一節的貼回到地板上，重複這樣的練習 8 次。過程中會感覺到臀部、大腿的微痠感。

Tips ＞配合呼吸，專注的感覺骨盤和脊椎兩側一節一節的捲動。

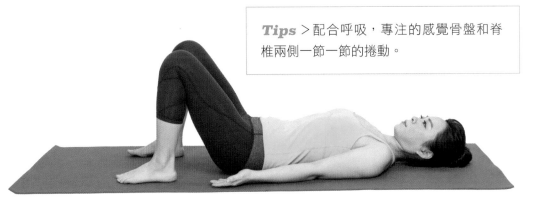

137

穩定情緒的伸展練習

菱形腳推地

1 躺姿,膝蓋彎曲往外側打開,腳掌互對,呈現菱形。雙手輕放於身體兩側,手掌朝上。

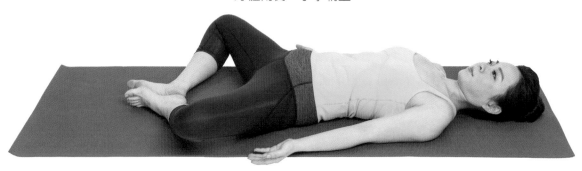

2 吸氣預備,吐氣,骨盆底肌群收縮,將肚子往內凹,讓骨盆與脊椎平穩地離開地板,停留在上面一個吸氣。

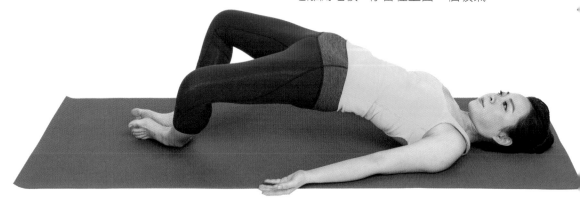

3 吐氣，再次的收縮骨盆底肌群，平穩
的讓脊椎和骨盆平放回地板上。重複
這樣練習至少 8 ～ 15 次。

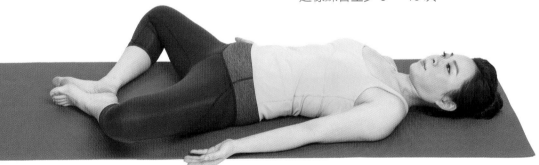

Tips ＞配合呼吸，將注意力放在骨盆與脊椎的位
置，細微的感受骨盆與脊椎的穩定移動。

穩定情緒的伸展練習

左右開弓

1 蹲姿,膝蓋往兩側打開,腳趾頭朝外側,雙手放在身體中間。

2 左腳往左側邊伸直,腳趾頭、腳掌朝向天堂。這時候會明顯地感覺到從骨盆到大腿內側的伸展。停留在這個位置3～5分鐘,保持穩定的呼吸,再換左腳。

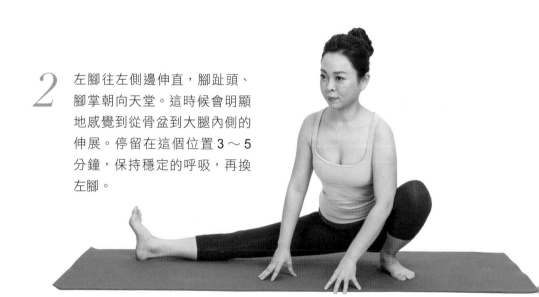

替代動作❶

膝蓋不舒服，或是無法做蹲姿時，
可以讓臀部坐在地板上，或是在臀
部下方墊瑜珈磚或是厚毛毯。

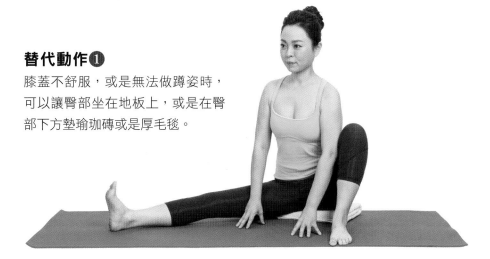

替代動作❷

關節有過度伸展或膝蓋後方有感覺
到勉強拉扯時，都需要將毛巾捲起，
墊在膝蓋後方。

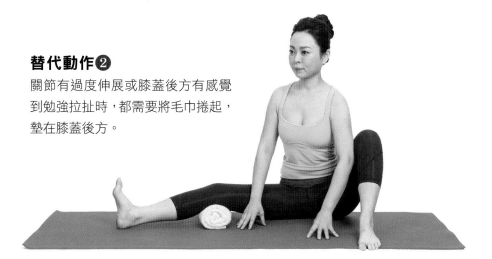

穩定情緒的伸展練習

快樂小嬰兒

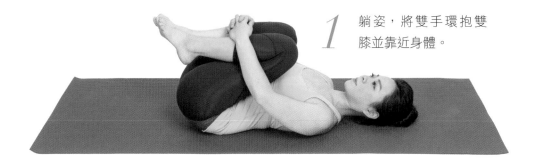

1 躺姿,將雙手環抱雙膝並靠近身體。

2 膝蓋彎曲,雙手抓住腳掌外側,先輕輕地往左右兩側滾動,放鬆骨盆後側與下背部。找到舒服的位置後,保持穩定的呼吸停留 5 分鐘。

> **Tips** > 髖關節周圍、骨盆底與大腿內側的部位,都會有被打開的感覺。

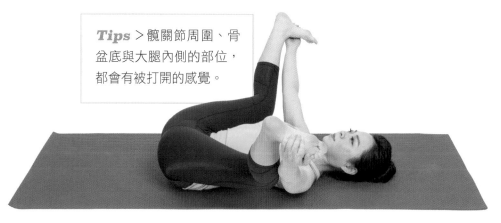

3 結束後,雙腳再慢慢的往中間靠攏,抱回到胸前,環抱自己的雙腿輕輕的左右搖晃,再側躺至右邊,慢慢側身坐起。

清涼呼吸法

清涼呼吸法（Shitali Pranayama），Shitali 在梵文中是平靜的意思，是冷卻呼吸法的一種。每天早上練習 15 ～ 30 分鐘，可以幫助平衡血壓和體內的怒氣，還可以讓頭腦保持清晰，加強理解能力。

【練習方式】

❶先將舌頭捲起，透過捲起的舌頭吸氣，吸氣的時候會發出「嘶」的聲音。

❷吐氣時閉上嘴巴，從鼻孔穩定緩慢的把氣從兩個鼻孔吐出來。

> *Tips* ＞吸入的冷空氣對眼睛的健康很好，戴眼鏡的人可以將眼鏡摘下來再進行練習。

喉式呼吸法

喉式呼吸法的梵文為 Ujjaye pranayama，意思是「長期的勝利」，也有掙脫束縛和解放心靈的意思，中文常常會翻譯成「喉式呼吸法」或是「勝利呼吸法」，是增加身體熱能的呼吸法。

這樣的呼吸方式可以讓空氣在進入下呼吸道前，增加和鼻竇、咽喉部黏膜的摩擦，幫助提高進入身體裡氣的溫度。有意識的去感受每一次的吸氣和吐氣，在不一樣的情緒裡面會有不同的呼吸頻率，藉由穩定當下的呼吸，也可以穩定情緒，專注且有意識的導入溫暖的空氣進入身體。

【練習方式】

❶先將嘴巴輕輕地閉上，用兩個鼻孔進行吸氣和吐氣。

❷吸吐時，透過喉嚨的摩擦，會產生像海浪一樣的波浪聲。吸氣的時候感覺能量經過鼻腔、喉嚨、氣管和肺部，吐氣的時候也去感受氣體在身體裡面做平穩且安定的氣體交換。

積勞成疾 、 慣性疲累 、 懶洋洋 、 提不起勁

強化能量
的伸展練習

　　身體是能量，心理是能量，你的靈魂也是能量，不過這三者有什麼差別呢？其實差異只是在不一樣的能量形式、不一樣的波長，顯現與作用在不一樣的地方上而已。

　　身體最粗糙，心理則是自我意識的展現，最後是內在的那個靈魂，也就是靈性本我（至上意識），甚至很多人都不曾感覺到它的存在。這三個能量形式如果能夠和諧的運作在一起，你就會是「完整」的，清楚明白的知道自己是誰、想要什麼、該往哪裡走，不過一旦其中一環失去了原有的平衡，就容易產生身體病痛，或受各種情緒所影響。

　　脈輪瑜伽的練習，透過放鬆、呼吸、體位法，可以從動態的伸展中得到專注與放鬆，是最不耗損能量的練習，也是最容易幫助我們增加能量的方法。在放鬆的狀態裡，你的能量不會有所耗損，只是單純地與當下的身體連結在一起。

　　打開對內的覺知，放鬆緊繃的大腦，專注在身體上，與大地連結，吸取大地的能量，享受當下每刻的放鬆。透過以下的練習，讓放鬆不是一個口號、不是一個特定的姿勢，而是一種能量的徹底轉換，讓脈輪回到平衡，增加能量的方法。

強化能量的伸展練習

開腿前彎

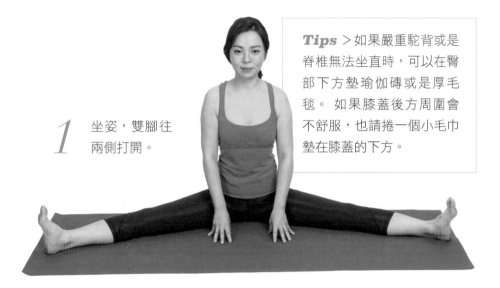

1 坐姿，雙腳往兩側打開。

> *Tips* ＞如果嚴重駝背或是脊椎無法坐直時，可以在臀部下方墊瑜伽磚或是厚毛毯。 如果膝蓋後方周圍會不舒服，也請捲一個小毛巾墊在膝蓋的下方。

2 吸氣，先將脊椎往上延伸，吐氣，從髖關節處往前帶動身體，微微滾動骨盆往前，讓身體往前延展。

> *Tips* ＞柔軟度好的人，可以將雙手手肘撐於地板。

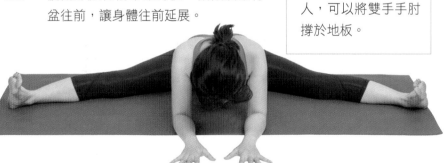

3 吸氣回到坐姿，隨著自己的呼吸重複此動作 **30** 次。

強化能量的伸展練習

左右轉動

1 坐姿，雙手打開，手肘彎曲呈 90 度於身體兩邊，
雙腳往兩側打開，腳掌腳尖朝上。吸氣，脊椎拉長
調整坐姿，吐氣，讓肩膀往下遠離耳朵。

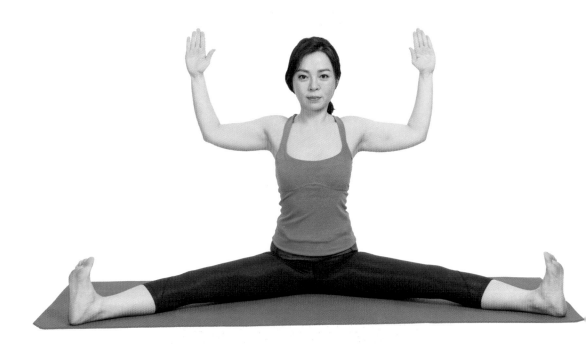

2 吸氣，上半身往右側帶動，吐氣再馬上往左側帶動，配合吸氣和吐氣的節奏，將上半身和雙手同時往左右兩邊轉動。左右帶動為 1 次，共做 10 次。

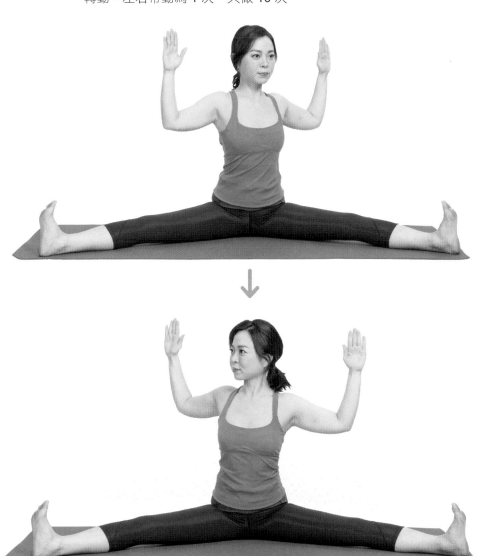

3 結束後雙手回到膝蓋或大腿上方，調節呼吸。

強化能量的伸展練習

前後搖坐

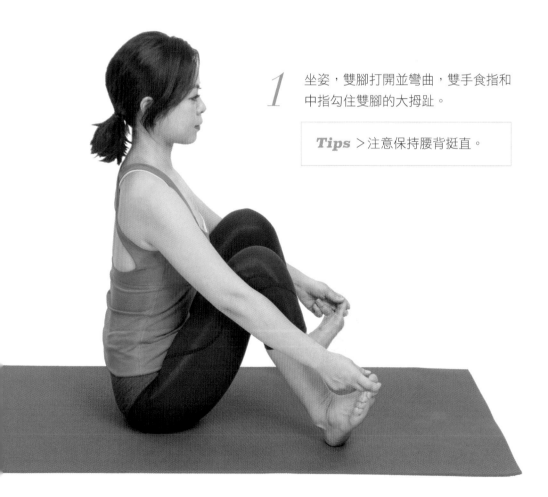

1 坐姿,雙腳打開並彎曲,雙手食指和
中指勾住雙腳的大拇趾。

> ***Tips*** > 注意保持腰背挺直。

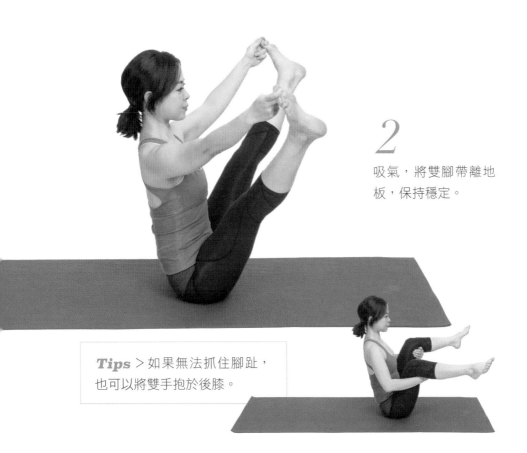

2

吸氣，將雙腳帶離地板，保持穩定。

Tips > 如果無法抓住腳趾，也可以將雙手抱於後膝。

3

吐氣，微微將骨盆捲起，身體往後滾，躺於地板，頭抬不要接觸到地板。重複步驟 2、3 的滾背動作，共 30 次。

強化能量的伸展練習

脊椎延伸放鬆式

1 四足跪姿,手掌位於肩膀正下方,膝蓋位於髖關節的正下方,大腿與小腿呈90度,腳掌踩地。

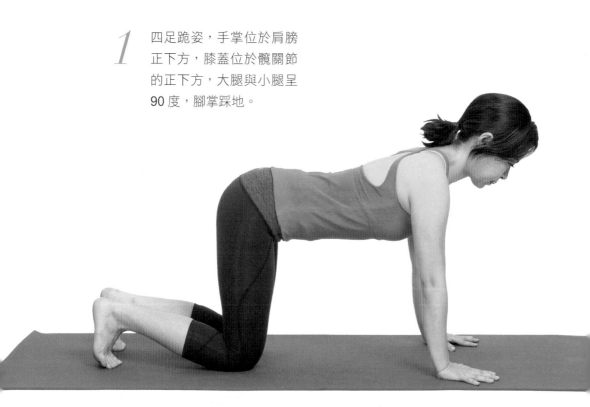

2 吸氣預備，吐氣，身體往前帶
動，手肘貼地，胸、下巴也貼
地，骨盆往天空延伸。

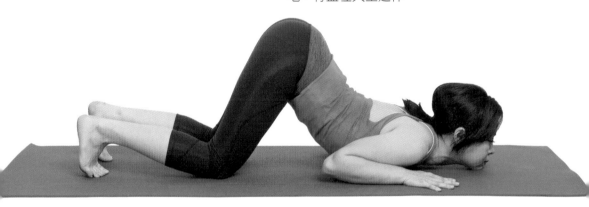

3 吸氣，身體往前滑到眼鏡蛇
式，雙手撐地，延伸脊椎，
讓肩膀遠離耳朵。

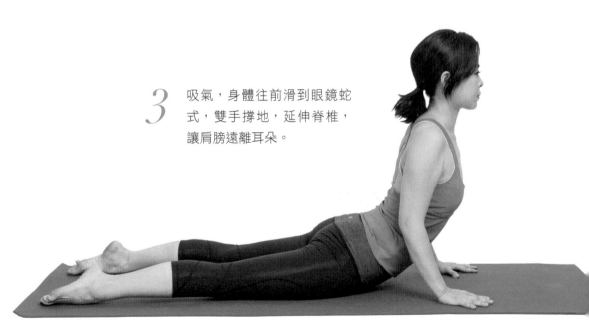

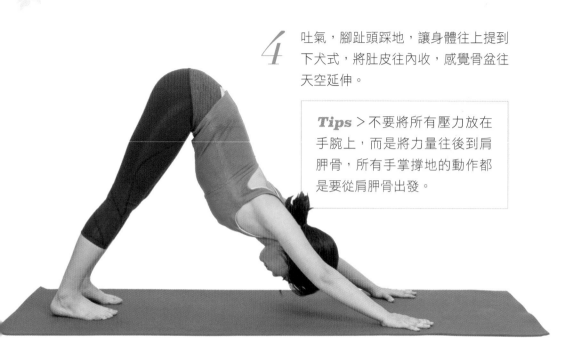

4 吐氣，腳趾頭踩地，讓身體往上提到下犬式，將肚皮往內收，感覺骨盆往天空延伸。

> *Tips* > 不要將所有壓力放在手腕上，而是將力量往後到肩胛骨，所有手掌撐地的動作都是要從肩胛骨出發。

> *Tips* > 腳掌不需勉強完全貼於地板，可以讓膝蓋微彎，骨盆盡量朝天空延伸。

5 吸氣，回到四足跪姿。再重複步驟1～4 的動作，共 15 回合。

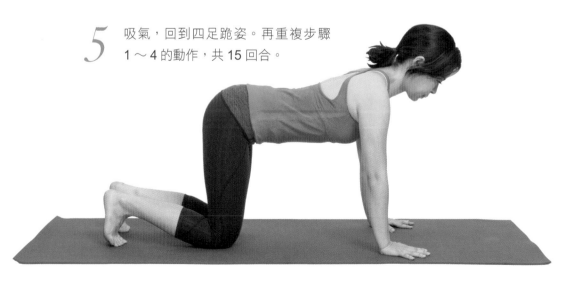

左鼻孔呼吸法

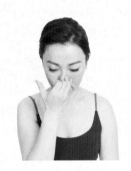

左鼻孔負責左脈（Ida Nadi）的能量，透過左鼻孔呼吸練習，可以穩定情緒、平穩心靈能量，達到平靜與放鬆，平復紛擾的情緒，有助於降低血壓。

【練習步驟】

❶舒服的坐姿。

❷以大拇指、無名指輕壓右鼻翼，肩膀和手指記得保持放鬆。利用左鼻孔進行呼吸練習，可以先從吸氣 4 秒、吐氣 6 秒開始練習，慢慢的增加到 4：8、5：10，甚至到 6：12 秒的呼吸比例。

右鼻孔呼吸法

右鼻孔是負責右脈（Pingala Nadi）的能量，也是強化身體機能的能量。利用右鼻孔呼吸法（Surya Bhedan），可以提高消化系統功能、提升神經系統的傳導，特別是交感神經系統，是幫助提升身體代謝的呼吸方法。

【練習步驟】

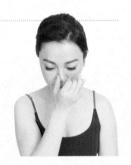

❶舒服的坐姿。

❷以大拇指、無名指輕壓左鼻翼，肩膀和手指記得保持放鬆。利用右鼻孔進行呼吸練習，可以先從吸氣 4 秒、吐氣 6 秒開始練習，慢慢的增加到 4：8、5：10，甚至到 6：12 秒的呼吸比例。

> **Tips** ＞如果練習的過程中感到頭昏時，請慢慢地結束練習，並試著在下次練習中減少吸和吐的比例，請記住拉長呼吸的長度並不會帶來幫助，讓自己在基本的練習中帶入更深入的感覺更為重要。

胃酸過多 、 消化不良 、 腸躁 、 下背疼痛

知足快樂
的伸展練習

上腹輪，是我們離開了生存（海底輪）和生育（下腹輪）這兩個領域，來到追求個人特質發展的起點，我們透過這裡來吸收和消化這世界帶來的所有事情。腹部關乎到我們接收與理解和消化，由此吸收到的養分將提供給身體帶來活力。

我們常會聽到大家說「所有的不滿及委屈都往肚子裡吞」，這也是造成上腹輪容易失衡的主要因素。一切負面的情緒和渴望都是從我們的胃部開始醞釀、累積到發酵，那怕只是一點點的緊張，胃也會敏感的開始焦躁起來，如消化不良、脹氣、胃酸過多、便祕、拉肚子等等，所有腸胃的問題也都會因此而發生。

腹部的緊繃，往往也是下背疼痛主因，因為當腹部肌肉緊縮就會連帶著往後拉扯包覆在脊椎周圍的肌肉，讓這些部位也變得很緊繃，長期下來就會讓下背痛的症狀更加嚴重。

而鬆垮的腹部呈現著一種「我不在乎」的態度，暗地掩蓋著自己的不快樂和不滿足，其實內在的自己非常希望得到他人的肯定與關懷。

上腹輪代表著我們內在的想法和情感，同時也和我們的工作及所做的事有著極大的關係，胃的反應往往更能夠引導我們做出正確的選擇，試試看，開始練習傾聽身體的語言，跟著身體走，你會發現生命有著另一種奇妙的可能。

知足快樂的伸展練習

蝗蟲律動

1 趴姿，額頭輕點地，雙手十
指互扣輕握拳在背後。

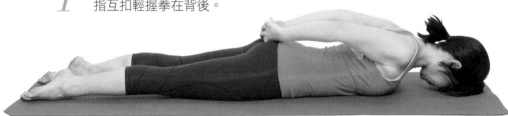

2 吸氣，轉肩膀、讓肩膀遠離耳朵，吐氣，以腹部
為中心、上半身和下半身同時離開地板，吸氣，
身體再回到地板上，吐氣。重複這樣以吸氣吐氣
來帶動身體的動態律動 15 次。

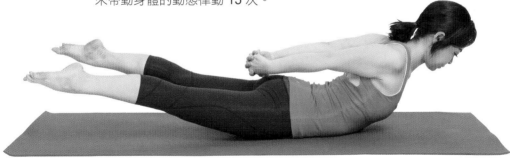

Tips ＞如果有腰疼的情形，可
在肚子下方墊一條毛巾。

3 鼻子吐氣，回到趴
姿休息，重複這樣
的循環共 5 次。

155

知足快樂的伸展練習

仙人掌轉轉

1 金剛坐姿，雙手握空拳，掌心朝上，手肘輕鬆地懸掛在身體的兩側。

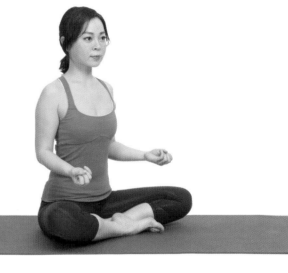

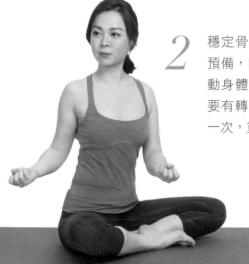

2 穩定骨盤、身體和頸椎，吸氣預備，隨著吐氣的時候左右轉動身體，把意識放在上腹輪，要有轉動肚子的感覺。左右是一次，重複 10 次。

3　將雙手彎曲呈 90 度，手掌朝向正前方，吸氣預備，隨著吐氣的時候左右轉動身體，把意識放在上腹輪，要有轉動肚子的感覺。左右是一次，重複 10 次。

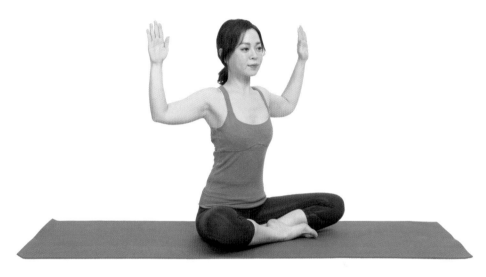

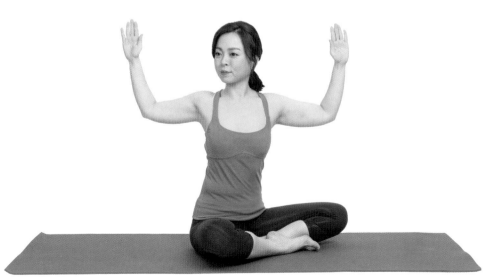

4 拉高雙手高舉過頭，雙手呈現 V 字形，吸氣預備，隨著
吐氣的時候左右轉動身體，把意識放在上腹輪，要有轉
動肚子的感覺。左右是一次，重複 10 次。

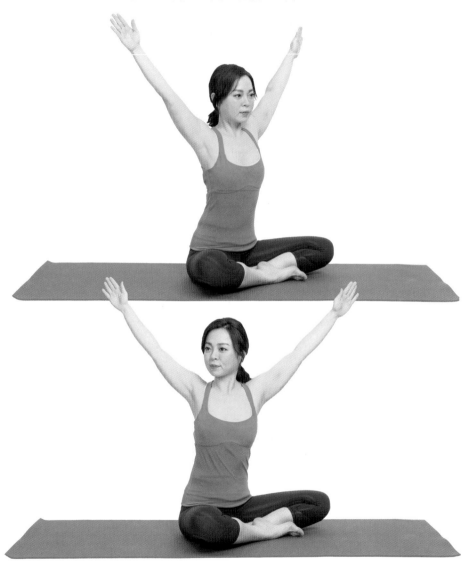

5 重複步驟 1～4 的動作，共 3 次。

知足快樂的伸展練習

眼鏡蛇延伸

1 趴姿，雙腳打開與骨盆同寬，雙手放在胸口的兩側。手肘不外開，輕靠住身體。

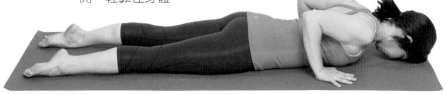

2 吸氣，拉長下背部，從下腹部拉長到上腹部，再拉長胸口前側，肩膀遠離耳朵，帶起上半身延伸脊椎，眼睛往上看向眉心。

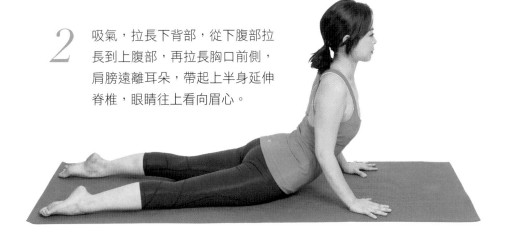

Tips >不要用手的力氣把身體撐起來，而是要有意識的拉長下腹部，從身體的前側帶起上半身。

Tips >過程中如果腰會很痠，墊一條小毛巾在骨盆與腹部的部位。

3 吐氣，再慢慢的把身體一節一節放回地板。盡量在過程中放慢呼吸，重複這樣吸吐的律動 15 次。

知足快樂的伸展練習

超人起飛

1 趴姿，雙手和雙腳打開
與肩膀同寬。

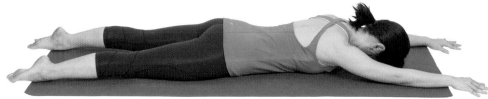

2 吸氣預備，吐氣，右手左腳延伸拉
長並離開地板，停留數個呼吸。

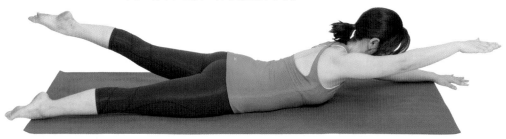

Tips ＞穩定腹部核心，
而不是用腰的力氣。

Tips ＞過程中如果腰會痠，可以
在骨盆和腹部下方墊一條毛巾。

3 吐氣，右手左腳放回
到地板上。

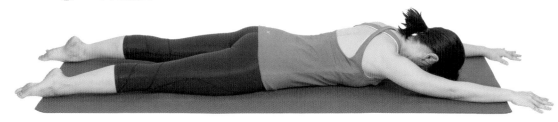

4 吸氣預備，吐氣，左手右腳延伸拉
長離開地板，停留數個呼吸。

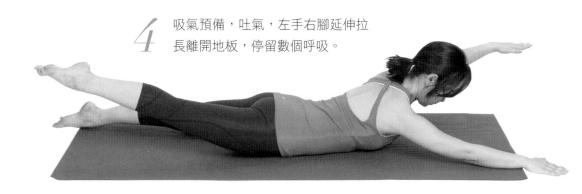

Tips > 當手腳離開地板時，盡量
往四面八方延伸拉長。

5 吐氣，左手右腳在放回到地板上，
重複步驟 1 ～ 5，共 15 次。

火呼吸法

火呼吸法（Kapalbhati pranayama），Kapala 梵文的意思為頭骨，bhati 指的是明燈，所以又被稱為「頭顱光明呼吸法」。

雖然是呼吸動作，但是在瑜伽練習分類裡面是屬於一種清潔法，透過呼吸來清潔肺部，可以幫助淨化肺部與呼吸系統，並且吸入大量的氧氣進入身體，是很好的清潔呼吸技術。

有感冒、感覺昏沉或昏睡症狀出現時，利用火呼吸法可以幫助恢復體內平衡。如果生理期、高血壓、懷孕或腹部在三個月內有開過刀的人，以及身體虛弱的人，都不適合做這樣的呼吸練習。

【練習方式】

透過快迅的吐氣，收縮並震動腹部，好像被揍了一拳，只要專注在吐氣上面帶動腹腔的收縮，吸氣自然就會在瞬間發生。

> *Tips* ＞注意用力的地方是在下腹部，上胸部幾乎不動，保持脊椎的穩定，吐氣發出像擤鼻涕的聲音。

為什麼需要練習呼吸？

現在的社會，大多數的人都用腦過度，可以連續思考或是說話好幾個小時，但往往需要付出代價的是我們的心。當大腦過度活躍而忽略自己的心時，頸部僵硬的情況就會產生，如果大腦能夠聽從心的聲音，那麼頸部也不會受到這緊繃的感覺了。

要讓緊繃的大腦放鬆，我們必須從鬆綁身體開始，如果身體能夠放鬆，那麼也將有能力讓大腦放鬆下來。頭痛、思緒混亂、昏沉等等，都是大腦使用過度，身體所發出來的訊息，這時候，你需要的是停止所有大腦的活動，單純地回到你的心、回到你自己的身體上，透過呼吸練習，來幫助平復紛擾的腦波。

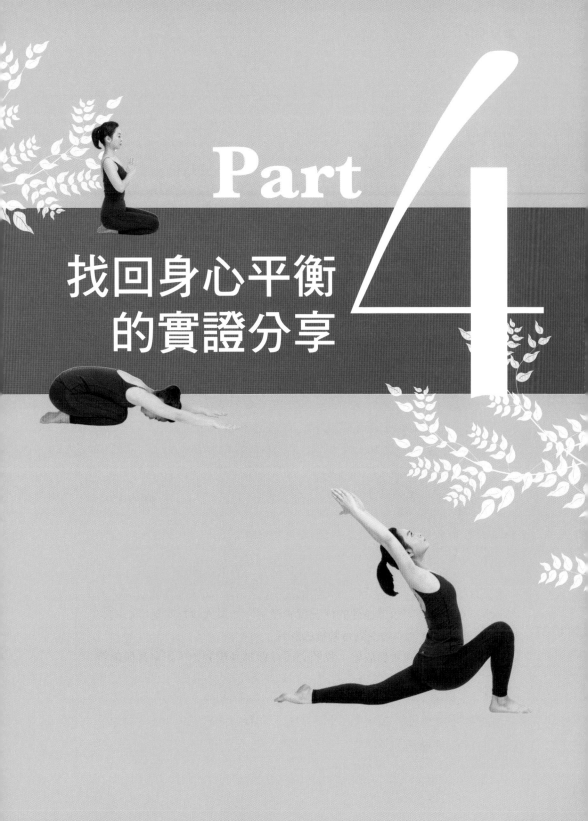

Part 4

找回身心平衡
的實證分享

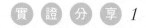

實 證 分 享 *1*

簡單的伸展，
找到大口呼吸的舒暢感

　　五年前在朋友的邀請下，一起去體驗了 Nicole 老師的課程，從來沒上過瑜伽課的我，在 Nicole 老師親切的語調引導下，開心的度過了我的瑜伽初體驗。因為本來筋就比較柔軟，一開始做每個體位法練習都可以很輕鬆的做到，但沒想到練習一年左右後，開始更了解每個身體動作正確的位置，很多當初覺得很容易的動作，突然間都變得有點難。

　　在 Nicole 老師的帶領下，每次靜下來與自己身體共處的時刻，開始慢慢的感覺到身體與情緒是互相連結的，當我身體比較緊繃的時候，那陣子心情比較容易悶悶的，也容易頭痛、胃脹氣、睡不好，但透過一些伸展練習，將身體打開延展後，會有種終於可以大口呼吸的舒暢感。

　　Nicole 老師總是能用最簡單的動作，讓身體當下得到最需要的效果，就如同老師常常掛在嘴邊的：「當簡單的動作好好的重複做時，你會發現它其實並不簡單。」 Nicole 老師的課程重點，不在於動作有多麼困難或多華麗，而是讓我們好好的回到自己，好好的面對自己。

舜嫻／33 歲／廣告業／設計指導

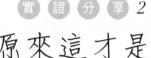

原來這才是
真正的快樂與放鬆

　　跟著 Nicole 學習不知不覺也五、六年了，她讓我懂得如何控制自己的身體，感受到「玩身體」的快樂，也讓我在不同的練習嘗試中，找到自己身體與內在的對話。

　　在練習的每個階段中，Nicole 一直扮演著在背後推著我前進的角色，讓我不斷的開拓眼界。不僅僅在瑜伽的領域，從皮拉提斯到整脊復健、脈輪能量到芳香療法，只要能幫助學生回到身心平衡的放鬆方法，她都勇於去嘗試與學習，再融合各家的長處，發展出一套專屬於她溫和獨特又有效的引導方式。

　　以前我一直覺得自己是個很正向、生活開心、有自信的人，自從透過 Nicole 的引導後，才知道一直認為的正向與開心，其實只是因為把不開心的情緒埋起來了，但那不是真實的快樂，唯有真的放鬆，把自己的心打開，誠實的面對自己每一個情緒與狀況，看見當下的自己，才能獲得真正的療癒。

　　透過這樣的練習，讓我真心的愛上瑜伽、愛上自己。

Betty ／ 31 歲／廣告業／創意總監

實 證 分 享 *3*

大腦運作更靈活清晰，
專注力提升！

　　前一天因為上了拳擊有氧，讓我的肩頸僵硬到落枕，原本只是想從藉由拉筋稍做舒緩，沒想到得到比拉筋更有趣的體驗。

　　在練習體位法後，加上每個脈輪的嗚、啊、咿等對應的唱誦，諸多的扭轉伸展動作，正好幫我把僵硬的落枕給拉開，疲累緊繃的肩頸，在一呼一吸與梵唱的平緩聲音裡逐漸放鬆。練習到上腹輪時的感受特別深刻，感覺到平常收縮嚴重的胃部肌肉，順著呼吸緩緩放開來了。

　　全身放鬆的躺著，聽著老師的聲音與口令，從手指、手掌、手肘一一放鬆……，聲音遠遠近近、忽大忽小，剛開始意念還能跟上，但慢慢好像進入到另一個意識裡，像是一邊睡著、一邊聽到自己的打呼聲（據說打呼打得很大聲～囧），腦部已經呈現「休眠模式」，五感只剩下耳朵斷斷續續的作用，手腳已經失去觸覺，那段時間除了老師的聲音斷續傳來之外，其實也不知道老師在說些什麼了（因為腦部沒有在作用），就只剩下……空。

當我感覺到眉心上方癢癢的，睜開眼睛，看到另一位老師，她的手停在我的眉心上方，我又閉上眼睛，感覺到身體跟她的手之間有一點氣流。隨著練習結束，意識逐漸醒來，身體也慢慢被喚醒，坐起來的時候，同學們全都呈現呆滯狀態，不大想動。

我知道那種感覺，太熟悉了，那是血清素分泌又回收後的空靈狀態，是腦內啡，是你經歷一段旅程後重返現實世界的適應，感覺到全身細胞都在微微縮放，如此清晰但又如此暈眩。

這樣放空到我換好衣服一看時間，瞬間清醒！因為緊接著的泰文課就快來不及了！卻也發現那天上泰文課時，腦子無比清晰也無比專心，跟以前工作完，拖著又累又倦的身體趕著去上課，總是昏昏欲睡完全不一樣，簡直就是讀書用的聰明瑜伽來著啊！

老師說這是她新研發的「脈輪瑜伽」，我跟脈輪不熟，也沒什麼慧根體會脈輪能量有沒有被開發，不過那天一直到晚上我都還有點微微放空，落枕還是會痛，但疼痛感已經減緩，全身有一種輕飄飄的暈眩，大概真的是腦波進入低頻狀態，相當平靜的感覺。

Ping ／ 41 歲／媒體主管

實 證 分 享 *4*

身心被重整了，
感受到平和寧靜的能量

在瑜伽課裡周遊了一圈，發現古老的印度智慧總有那麼些道理。Nicole 老師是個印度硬底子老師，一開始和她學習深層放鬆的課程，那堂課被同學們笑說是睡覺的瑜伽課，不過玩笑歸玩笑，對現在很多深受失眠困擾的人來說，能好好睡一覺是一種奢求。透過老師的帶領下，每次上完課身心都有一種被重整過、內心感到鬆鬆空空的平和寧靜。

數年之後，老師在課程裡加入了「脈輪共振」，利用不一樣的體位法，與不同的音頻去振動脈輪，達到放鬆療癒的作用，我也在瑜伽的世界裡，感受到身體所存在的能量。當我閉上眼睛作「蜜蜂呼吸法」，用呼吸共鳴去刺激大腦的松果體時，突然「茫」了起來，我在哪裡呢？這奇妙的感覺不知道與松果體是否有關係，不過哲學家與玄學家把它視為思維能力與肉體之間的連接點，也是重要感知能力的第三隻眼。

透過很神奇的脈輪共振，在不同的扭轉姿勢下各自發出歐、啊、咿，從海底輪、上下腹輪、心輪、喉輪等不同脈輪來調整能量，在骨盆及肩膀、脖子一帶特別疼，雖然意識有些模糊了，但可以感受到身體很直接的傳達出它平常受到什麼樣的對待。

瑜伽是一門「以鬆打緊」、再「以鬆打鬆」的精神哲學與實現法，透過深度拉筋，轉鬆肉體的螺絲，再用梵唱的音節頻率震盪影響身體能量。從以前我就很喜歡梵唱，雖然偶爾唱到最後會有喘不過氣的感覺，或是當中感受到有些負面能量升起了，然後又消解了，不過到最後，那樣的吟唱的確能讓人從心至靈的沉淨下來。

　　躺在瑜伽墊上，是很難形容的「以鬆打鬆」，意識若有似無，思緒一下沾著老師的聲音，一下又飄遠了。萬物靜寂，身體也漸漸暗寂下來，是醒著也不是醒著，不知多久後，又再次沾到聲音，用力眨眨眼睛，回神，原來還在這裡，可是很舒服，懶洋洋的，此刻沒有什麼念頭需要記起，彷彿意識經過重組，平靜自足的能量被喚醒。

　　經過深層身心瑜伽後，所感受到的空與無，以及覺知，我很想好好記住這樣的感覺，並加以實現，「若本來無一物，何處惹塵埃」在我腦中浮起……。

　　人不只在別人的視線裡活著，最根本的存在，是你在自己的視線裡活著，然而這視線也是道牆，試著把那樣的視線關掉時，就會帶來清楚的漂浮感與失衡感，就是「鬆心」的啟動點。

Satie ／永遠的 18 歲／撰稿人

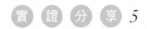

實　證　分　享　5

簡單的練習，
只要持續下去，
就會變得不簡單

　　接觸瑜珈有十年了，國內外上過許多課程，最近已經把上課當成工作出差之餘的調息休閒。上過各種私人課、大小班制、林林總總的課程，回想起數年前認識 Nicole 時，我的人生正進入全面的黑暗期，心底常常浮現，何時才是谷底，會是現在嗎？

　　因為當時以為已經碰觸到谷底、是可以反彈的時候，卻又只是短暫的停留便又繼續往下墜落，經歷過像鄉土劇般的劇情，親人的背叛、走法院、上新聞、遇上火災等等，內心不斷的重複放下與放棄的聲音，儘管什麼不好的事都被我遇上了，面對這些糾結，並沒有心力與心思去多做應變，當時除了工作之外，就是持續的上 Nicole 的課，幾年過去了，這一切在去年時終於明朗天晴了，許多事物都轉變了。

　　這幾年，她像風帶領我去看見、去體會自身的本質，而非只有外在看到的樣子，教我接受自己本來的面貌。練習中，沒有很多的動作，沒有飛天遁地，只是簡單的動作不

斷的練習，有時只是呼吸上的改變，有時從嘴中發出一個單音，或者只是一個動作做長時間的停留，透過這些練習，發現那個內在的變化，慢慢回到簡單的自己，感覺內心的能量得到整理，知覺提升了、意識轉變了、情緒轉換了，舊習性被消化了，留下的只有平靜。

每天所遇見的人事物、身體狀況、情緒都不同，也許會不知不覺的背著不同情緒包袱，這些都是一點一滴累積起來的，透過脈輪能量的練習，簡單的呼吸就可以將不好的情緒排掉，慢慢的就清空了，有如池中的雜質沉澱了、排出了，魚兒自然就浮現了。將練習後的那份寧靜延伸到日常，讓生活也變得透明輕盈起來。

Nicole 人很小，心很大，充滿了愛與溫柔，用身體不斷嘗試各種事物，一股傻勁兒的求知求解、不斷碰撞，透過瑜伽這個媒介，成為指引我心靈回家的 GPS。

Charles ／ 47 歲／ CEO

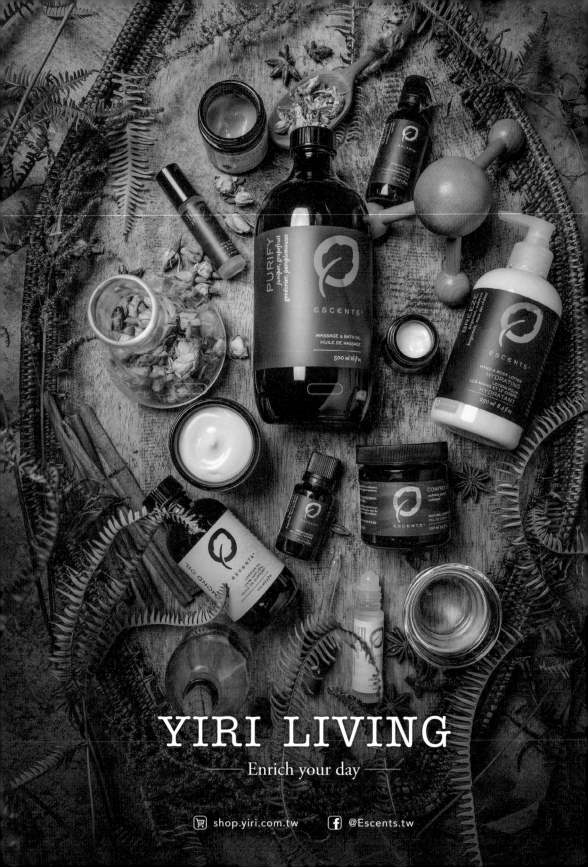

YIRI LIVING

— Enrich your day —

🛒 shop.yiri.com.tw   f @Escents.tw

身心靈合一的養成

開啟「心」的覺知，訓練敏銳的觀察力，
我們傳導的不是深奧的瑜伽體位法，不是迎合市場的華麗技巧，
我們希望可以透過瑜伽墊上的練習，
協助每一個人進入寧靜、進入更深層放鬆，提升生命的品質。

瑜伽，不是大腦的學習，
是生活的體驗，是對生命的體悟，是對愛的分享，
大腦想得太多，行動的太少，反而是前進的阻礙。

不說太多的理論，我們就只是單純地用身體去體驗，
學會把自己的心打開，用身體、用心去體會每一個課程練習。

唯有把心打開了，才能得到淨化與進化；
唯有把心豐盛了，才有能力去對外分享。

是的！這是一個學習如何豐盛自己的旅程，
心靈的覺醒，始終源自於身體覺醒。

合十，回到心，從心愛自己。

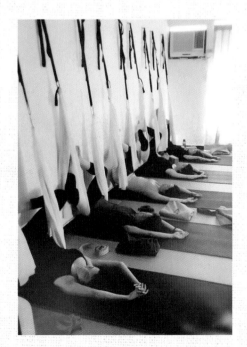

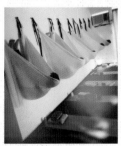

《台灣行動瑜伽協會》培訓課程

脈輪瑜伽師資培訓
牽引療癒師資培訓
拉筋療癒師培訓
235小時國際印度瑜伽指導師培訓

更多詳細的培訓與課程，歡迎上臉書或部落格與我們聯絡
Fb：「身體覺醒行動瑜伽 Body Awakening」
http://bodyawakening.pixnet.net/blog

HealthTree 健康樹　健康樹系列 083

情緒排毒
50 組呼吸伸展練習，疏通人體七大部位，找回自信心、安全感、行動力

作　　　者	王羽暄（Nicole.W）
總 編 輯	何玉美
副 總 編 輯	陳永芬
主　　　編	紀欣怡
攝　　　影	水草攝影工作室
封 面 設 計	比比司設計工作室
內 文 排 版	nana
瑜 珈 服 飾	asana

出 版 發 行	采實出版集團
行 銷 企 劃	陳佩宜・黃于庭・馮羿勳
業 務 發 行	張世明・林踏欣・林坤蓉・王貞玉
會 計 行 政	王雅蕙・李韶婉
法 律 顧 問	第一國際法律事務所　余淑杏律師
電 子 信 箱	acme@acmebook.com.tw
采實粉絲團	http://www.facebook.com/acmebook01

I S B N	978-986-94277-0-8
定　　　價	360 元
初 版 一 刷	2017 年 02 月
初 版 七 刷	2020 年 09 月
劃 撥 帳 號	50148859
劃 撥 戶 名	采實文化事業股份有限公司
	104 台北市南京東路二段 95 號 9 樓
	電話：(02)2511-9798
	傳真：(02)2571-3298

國家圖書館出版品預行編目資料

情緒排毒：50 組呼吸伸展練習，疏通人體七大部位，
找回自信心、安全感、行動力 / 王羽暄作 . -- 初版 .
-- 臺北市：采實文化, 民 106.02
　面；　公分 . -- (健康樹系列；83)
ISBN 978-986-94277-0-8(平裝)

1. 瑜伽

411.15　　　　　　　　　　　105025387

采實出版集團
ACME PUBLISHING GROUP

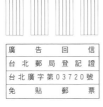
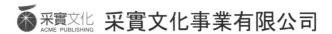
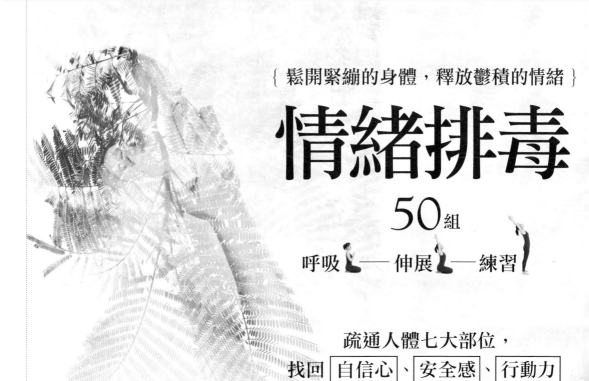

{ 鬆開緊繃的身體，釋放鬱積的情緒 }

情緒排毒

50組

呼吸 ——— 伸展 ——— 練習

疏通人體七大部位，

找回 自信心 、 安全感 、 行動力

① 姓名：

② 性別：□男　□女

③ 出生年月日：民國　　　年　　　月　　　日（年齡：　　　歲）

④ 教育程度：□大學以上　□大學　□專科　□高中（職）　□國中　□國小以下（含國小）

⑤ 聯絡地址：

⑥ 聯絡電話：

⑦ 電子郵件信箱：

⑧ 是否願意收到出版物相關資料：□願意　□不願意

① 您在哪裡購買本書？□金石堂（含金石堂網路書店）　□誠品　□何嘉仁　□博客來

　□墊腳石　□其他：　　　　　　　　　　　（請寫書店名稱）

② 購買本書日期是？　　　年　　　月　　　日

③ 您從哪裡得到這本書的相關訊息？□報紙廣告　□雜誌　□電視　□廣播　□親朋好友告知

　□逛書店看到　□別人送的　□網路上看到

④ 什麼原因讓你購買本書？□喜歡主題　□被書名吸引才買的　□封面吸引人

　□內容好，想買回去參考　□其他：_____（請寫原因）

⑤ 看過書以後，您覺得本書的內容：□很好　□普通　□差強人意　□應再加強　□不夠充實

　□很差　□令人失望

⑥ 對這本書的整體包裝設計，您覺得：□都很好　□封面吸引人，但內頁編排有待加強

　□封面不夠吸引人，內頁編排很棒　□封面和內頁編排都有待加強　□封面和內頁編排都很差

① 您最喜歡本書的特點：□圖片精美　□實用簡單　□包裝設計　□內容充實

② 關於健康的訊息，您還想知道的有哪些？

_____

_____

③ 您對書中所傳達的訊息及步驟示範，有沒有不清楚的地方？

_____

④ 未來，您還希望我們出版哪一方面的書籍？

_____

_____

寄回函，抽好禮！

將讀者回函填妥寄回，
就有機會得到精美大獎！

活動截止日期：即日起至2017年5月2日止（郵戳為憑）
得獎名單公布：2017年5月16日
公布於采實FB
https://www.facebook.com/acmebook/

物化後的精油芳香分子排列整齊、密度提高，而易於呼吸與滲透，能釋放新鮮的氧氣和充足的負離子，所處的空間格外令人放鬆愉悅，達到舒緩情緒、淨化空氣、消除異味、調節濕度、美容保養等多重功效，讓生活質感更添細緻。

2名　【ESCENTS 伊聖詩】地球水氧機＆葡萄柚 15ml
（市價：3,480元）